Dorothea Senf

Cochlea-Implantat – mit dem CI leben, hören und sprechen

Ein Ratgeber für Eltern

AF211902

Die Autorin

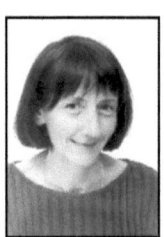

Dorothea Senf
Mutter von drei Kindern, Audiologie-Phoniatrie-Assistentin und Logopädin, tätig in der Phoniatrieabteilung der Hals-Nasen-Ohren-Klinik des Universitätsklinikums Dresden. Neben der therapeutischen Arbeit beteiligt an Forschungsprojekten und Veröffentlichungen, Vortragstätigkeit, Mitarbeit im Studio für Stimmforschung an der Musikhochschule in Dresden, Durchführung von Studentenkursen, Supervision für Studenten der Logopädie sowie Lehrtätigkeit an der Schule der Bavariaklinik in Kreischa.
Mehrere Jahre als Logopädin im Sächsischen Cochlea-Implant-Centrum der Universitäts-Hals-Nasen-Ohren-Klinik in Dresden tätig.

Dorothea Senf

Cochlea–Implantat – mit dem CI leben, hören und sprechen

Ein Ratgeber für Eltern

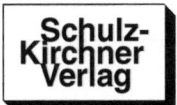

Idstein 2004

Bibliografische Information Der Deutschen Bibliothek

Die Deutsche Bibliothek verzeichnet diese Publikation in der Deutschen Nationalbibliografie; detaillierte bibliografische Daten sind im Internet über http://dnb.ddb.de abrufbar.

Besuchen Sie uns im Internet: www.schulz-kirchner.de

1. Auflage 2004
ISBN 978-3-8248-0442-9
Alle Rechte vorbehalten
© Schulz-Kirchner Verlag GmbH, Idstein 2004
Lektorat: Doris Zimmermann
Umschlagentwurf und Layout: Petra Jeck
Druck und Bindung: BoD – BOOKS on DEMAND
Printed in Germany

| Inhaltsverzeichnis

In diesem Ratgeber werden zur sprachlichen Vereinfachung nur die maskulinen Formen (Therapeut, Logopäde, Arzt, Sonderpädagoge etc.) verwendet, selbstverständlich sind hiermit Personen beider Geschlechter gemeint.

| Vorwort zur Reihe

Die „Ratgeber für Angehörige, Betroffene und Fachleute" vermitteln kurz und prägnant grundlegende Kenntnisse (auf wissenschaftlicher Basis) und Hilfestellungen zu ausgewählten Themen aus den Bereichen Sprachtherapie, Ergotherapie und Medizin. Die Autor(inn)en der Reihe sind ausgewiesene Fachleute, die seit vielen Jahren in der Therapie, in der Beratung und in der Aus-/Weiterbildung tätig sind.

Cochlea-Implantate in technisch immer ausgereifterer Form erlauben es auch Menschen mit bestimmten, schwersten Hörbeeinträchtigungen an der Welt des Hörens teilzuhaben. Der Umgang mit CI-Träger(inne)n erfordert aber spezielle Kenntnisse. Im vorliegenden Ratgeber gibt meine langjährige Kollegin an der Schule für Logopädie in Kreischa, Frau Dorothea Senf, ihre reichen Erfahrungen mit CI-Träger(inne)n in allgemein verständlicher Weise weiter. Ich bin zuversichtlich, dass Eltern und Fachleute aus angrenzenden Bereichen davon profitieren werden.

Prof. Dr. Jürgen Tesak
Herausgeber

| Einleitung

Wenn Eltern, oft nach langem Hoffen und Bangen, die Nachricht bekommen, dass ihr Kind auch mit einem Hörgerät nichts oder nur sehr wenig hören kann, ist dies für die meisten ein großer Schock. Die Gedanken überschlagen sich: Warum gerade mein Kind? Wird es nie unsere Stimmen oder Musik, nie die Vögel zwitschern oder den Hund bellen hören? Wird es jemals sprechen lernen? Wie wird es sich mit anderen Kindern verständigen können? Welche Schule kann es besuchen?

Eine Hörschädigung hat Auswirkung auf die gesamte Entwicklung des Kindes und das Zusammenleben in der Familie. In dieser Situation ist es gut zu wissen, dass es eine Möglichkeit gibt, dem Kind „die Welt des Hörens" zu eröffnen.

Das **COCHLEA-IMPLANTAT** bietet hierfür eine einzigartige Möglichkeit. Es dient als funktioneller Ersatz des defekten Innenohres. Sich für eine Cochlea-Implantation zu entscheiden, ist sicher nicht immer ganz einfach, da dies mit einer Operation am Kopf des Kindes verbunden ist. Ängste und Bedenken, Freude und Hoffnung wechseln sich ab.

Viele Eltern können sich nicht vorstellen, was auf sie zukommt. Hier bieten die Cochlea-Implantationszentren und einige Universitätskliniken gute Möglichkeiten, mit fachlich qualifizierten Mitarbeitern oder auch Betroffenen über alle Fragen zu sprechen.

Natürlich ist es ein langer und oft auch etwas mühsamer und holpriger Weg, bis ein Kind die Defizite im Hören und Sprechen „aufgeholt" hat.

Wenn man bedenkt, dass ein normal hörender Säugling, der alle Geräusche, Klänge, Stimmen und Sprache akustisch wahrnehmen kann, von Geburt an ca. zwei Jahre benötigt, um sprechen zu lernen, so sollte man einem Kind mit einem Cochlea-Implantat mindestens ebenso viel Zeit lassen, um sich sprachlich entwickeln zu können.

Auf diesem Weg können verschiedene Fachleute helfend zur Seite stehen. Bestes Fachwissen und neueste wissenschaftliche Erkenntnisse über Fördermöglichkeiten bezüglich der Hör- und Sprachentwicklung können jedoch nicht das Engagement der Eltern ersetzen. Diese leisten in jedem Fall das größte Stück Arbeit. Die Beziehung zwischen Eltern und Kind, das Vertrauen und das tägliche Zusammensein, begleitet von sprachlicher Kommunikation ist auch durch die beste Therapie nicht zu ersetzen. Alle Therapeuten können nur helfend und beratend zur Seite stehen, Tipps für die jeweiligen Entwicklungsschritte geben und vor allem in Phasen, in denen es einmal nicht wie erwartet „vorwärts" geht, immer wieder ermutigen.

So möchte auch ich mit diesem Ratgeber Ihnen als Eltern Anregungen und Hilfen geben, vor allem aber die Neugier und Freude am Hören und Sprechenlernen mit ihrem Kind wecken. Ich wünsche allen Eltern und Therapeuten bei der Förderung der ihnen anvertrauten Kinder täglich viel Geduld und Fantasie. Denn nur, wenn wir uns immer wieder neu auf die Kinder einstellen und versuchen, sich in sie hineinzuversetzen, werden wir auch die kleinen Fortschritte nicht übersehen, die Kinder nicht überfordern und uns mit ihnen am gemeinsamen Hören und Sprechen freuen können.

Die Illustrationen stellte freundlicherweise **Frau Dr. med. Daniela Krone**, Hals-Nasen-Ohren-Ärztin an der HNO-Universitätsklinik Dresden, zur Verfügung. Ihr möchte ich für die sehr gelungenen Bilder herzlich danken.

Für zwei Abbildungen bedanke ich mich bei der **Firma MED-EL**. Sie entwickelt und stellt CI-Systeme her und steht für technische Fragen zur Verfügung. Die Anschrift finden Sie im Anhang.

| Aufbau und Funktion des Cochlea-Implantates

Das Cochlea-Implantat (im Folgenden immer CI genannt) ist eine elektronische Innenohrprothese, die tauben und hochgradig hörbehinderten Menschen ermöglicht zu hören bzw. wieder zu hören und damit lautsprachlich zu kommunizieren. Es ersetzt somit die ausgefallenen Funktionen des Innenohres.

Das System besteht aus 2 Teilen: Aus äußerlich zu tragenden Teilen (Mikrofon, Sendespule, Sprachprozessor) und aus Teilen, welche durch eine Operation in den Schädel implantiert werden (Empfänger und Elektroden).

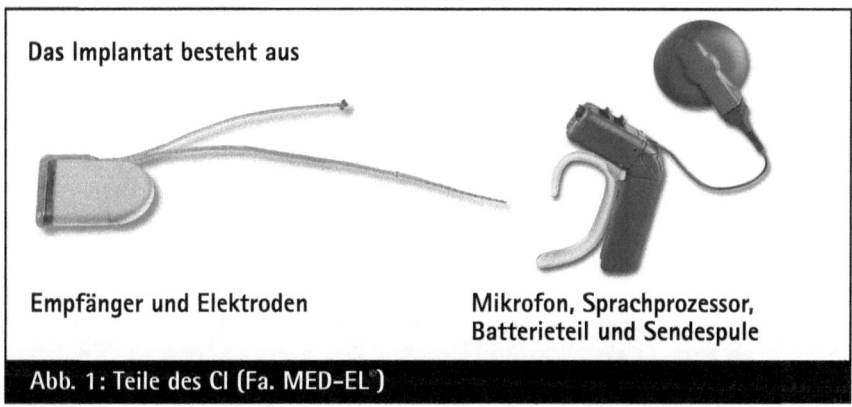

Das Implantat besteht aus

Empfänger und Elektroden   Mikrofon, Sprachprozessor,
                                  Batterieteil und Sendespule

Abb. 1: Teile des CI (Fa. MED-EL®)

Die Funktion des CI

Das CI übernimmt die Funktionen des geschädigten Innenohres. Unter Umgehung des äußeren Ohres sowie des Mittel- und Innenohres wird der Hörnerv über eine Elektrode in der Cochlea direkt durch sehr kleine elektrische Impulse stimuliert.

Vom Mikrofon wird der Schall (Sprache, Geräusche, Musik) aufgenommen und in elektrische Signale umgewandelt und zum Sprachprozessor weitergeleitet (siehe Abb. 2).
Der Sprachprozessor (1) verarbeitet die ankommenden Signale nach bestimmten Kodierungsstrategien.
Über **das Kabel (2)** gelangen Muster von elektrischen Impulsen zur **Sendespule (3)**. Von hier werden verschlüsselte Signale durch die Haut (drahtlos) zum Empfänger übertragen.
Der **Empfänger (Implantat)** dekodiert die ankommenden Signale und leitet diese als Pulsmuster zu den Elektroden in die „Hörschnecke" (Cochlea / Innenohr).
Über die **Elektroden (4 / 5)** wird der Hörnerv in der Cochlea an unterschiedlichen Stellen stimuliert. Der Hörnerv leitet die so genannten Aktionspotenziale weiter zum Gehirn. Dort werden die Schallereignisse wahrgenommen und verarbeitet.

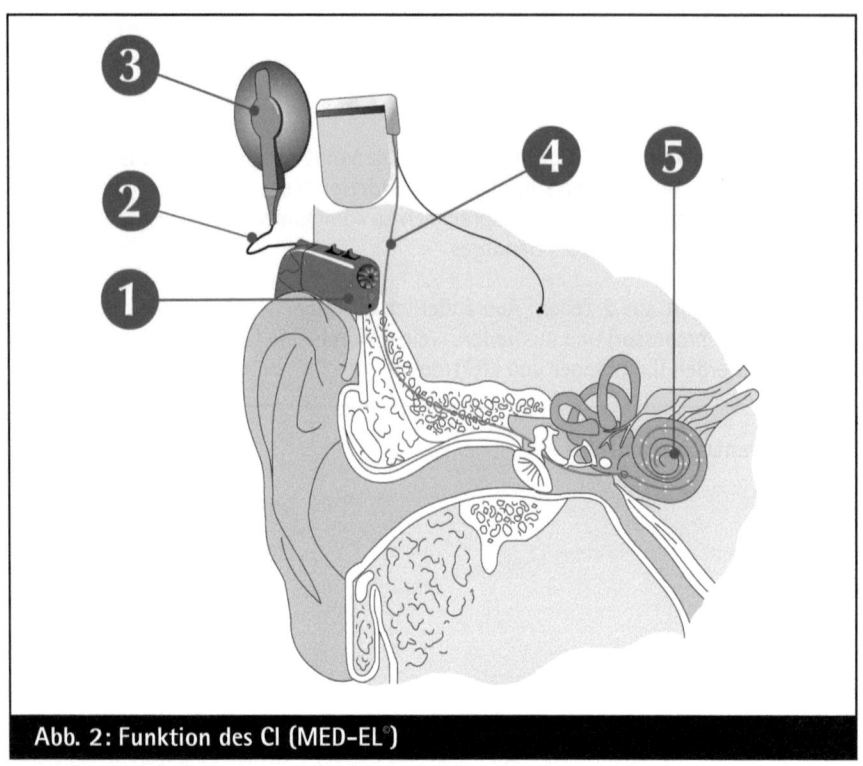

Abb. 2: Funktion des CI (MED-EL®)

Der Unterschied zum Hörgerät

Cochlea- Implantat	Hörgerät
■ Operation notwendig ■ Schall wird durch elektrische Impulse im Innenohr zum Hörnerv geleitet	■ Keine Operation notwendig ■ Schall wird verstärkt und mechanisch über Trommelfell und Mittelohr zum Innenohr und Hörnerv geleitet

| Indikationen und Kontraindikationen

Wer bekommt ein Cochlea-Implantat?

Für die meisten Menschen mit einer hochgradigen Innenohrschwerhörigkeit, deren Hörnerv aber noch funktionsfähig ist, kann ein Cochlea-Implantat eine große Hilfe sein. Hierzu zählen:

- gehörlos geborene Kleinkinder
- Kinder und Erwachsene, die durch Erkrankungen o.Ä. ihr Gehör verloren haben
- Kinder und Erwachsene, die trotz optimaler Hörgeräteversorgung bei fortschreitender Innenohrschwerhörigkeit Sprache gar nicht oder nur sehr schlecht verstehen können.

Die Frage, wer ein Cochlea-Imlpantat bekommt, wird immer eine individuelle Entscheidung bleiben müssen. Sicher hat jedes gehörlose oder hochgradig schwerhörige Kind ein Recht auf ein Implantat, doch sollte gemeinsam mit einem fachlich qualifizierten Team diese Frage auch im Hinblick auf postoperative Förderungsmöglichkeiten besprochen werden (siehe Kapitel Voruntersuchungen). Ebenso wird in letzter Zeit mehr und mehr über die bilaterale (beidseitige) Versorgung mit einem Cochlea-Implantat von kleineren Kindern diskutiert und entschieden.

Der Zeitpunkt der Implantation

Nach gründlicher Diagnostik und dem Versuch einer optimalen Hörförderung mit einem Hörgerät sollte eine Implantation so früh wie möglich erfolgen. Für kleine Kinder ist eine frühe Implantation bezüglich der Sprachentwicklung besonders wichtig.
Bei Patienten, die durch eine Meningitis ertaubt sind, sollte eine Implantation sofort erfolgen. Bei ihnen besteht die Gefahr, dass die Cochlea verknöchert und somit eine Implantation aus anatomischen Gegebenheiten nicht mehr möglich ist.

Erfolgsaussichten – Was **kann** man mit einem CI erreichen?

Durch gezielte Förderung können innerhalb der Rehabilitation unterschiedliche Stufen des Hörens erreicht werden:

- Hören, Unterscheiden und Erkennen von Umweltgeräuschen
- Hören der eigenen Stimme und dadurch gute stimmliche Entwicklung

- Hören und Verstehen von Sprache, dadurch gute Sprachentwicklung
- Durch das Hören auch verbessertes Ablesen von den Lippen möglich

> **Das Ziel wird bei frühzeitiger Implantation** immer die volle Integration des Kindes in die „Welt der Hörenden" sein, sodass jedes Kind mit einem CI einen Kindergarten mit normal hörenden Kindern besuchen kann und demzufolge in eine Regelschule eingeschult werden kann.

Die Betreuung durch einen Integrationslehrer ist möglich und sollte angestrebt werden.

Der Erfolg ist bei gehörlos geborenen Kindern vor allem vom Zeitpunkt der Implantation und der diesbezüglichen Förderung abhängig.
Bei Erwachsenen und Kindern mit abgeschlossener Sprachentwicklung wird der Erfolg im Wesentlichen durch den Zeitpunkt der Ertaubung bestimmt.

Grenzen

Auch mit einem hoch entwickelten CI kann die „normale Hörfähigkeit" nicht erreicht werden.

Gehörlos geborene Kinder, die nicht in den ersten Lebensjahren implantiert werden konnten, erreichen selten mit einem CI ein gutes Sprachverständnis. Ebenso können andere Defizite der Sprachentwicklung nur schwer aufgeholt werden. So unterscheidet sich bei diesen Kindern z.B. der Sprachklang von dem der normal Hörenden, da sich im Gehirn durch fehlende Höreindrücke bereits andere Muster bezüglich der Lautbildung gefestigt haben.

| Die Phasen der Cochlea-Implantation

Voruntersuchungen und Vorbereitungsphase
(Dauer: ca. 4 Monate)

Eine gründliche Voruntersuchung ist die Voraussetzung für eine Erfolg versprechende Implantation. Sie sollte von Spezialisten in einer Hals-Nasen-Ohren-Klinik oder in einem Cochlea-Implant-Zentrum durchgeführt werden.

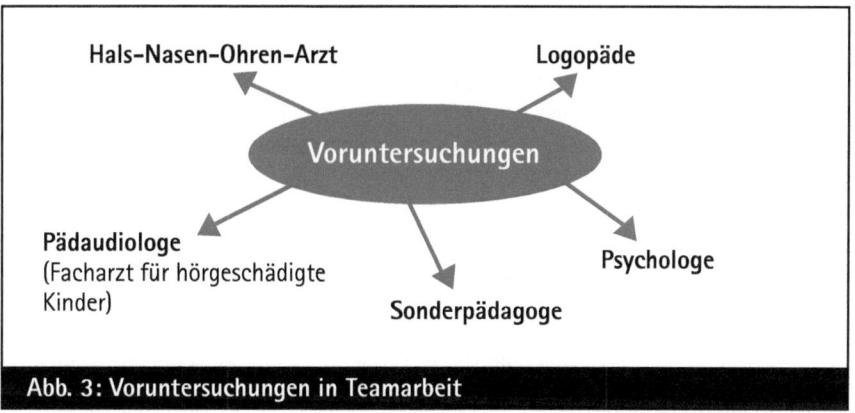

Abb. 3: Voruntersuchungen in Teamarbeit

Die Voruntersuchung beinhaltet:

- Ärztliche Gespräche bezüglich Anamnese, Erwartungen, Information und Aufklärung
- Hals-Nasen-Ohrenärztlichen Spiegelbefund
- Audiologische Untersuchungen (verschiedene Hörtests)
- Überprüfung der Hörgeräte
- Überprüfung des Hörnervs
- Vestibularisprüfung (Gleichgewichtsuntersuchung)
- Computer- und Kernspintomografie
- Entwicklungspsychologisches Gutachten
- Logopädische Beurteilung des Sprachentwicklungsstandes
- Logopädische Beurteilung der Stimmgebung
- Pädagogisches Gutachten bezüglich der Erfolge einer sonderpädagogischen Förderung mit Hörgeräten

Operation und stationärer Aufenthalt
(Dauer: ca. 8 Tage)

Die Operation wird in Vollnarkose von Spezialisten in einer Hals-Nasen-Ohren-Klinik durchgeführt. Während der Operation wird nach Einsetzen des Implantates die Reaktion des Hörnervs auf einen elektrischen Impuls geprüft (Stapediusreflex). Ist dieser Test positiv, kann man davon ausgehen, dass der Patient nach der Operation auf die in elektrische Impulse umgewandelten Töne reagiert, d.h. dass er hören wird. Der Patient bleibt nach der Operation noch einige Tage zur ärztlichen Überwachung in der Klinik.

Heilungsphase
(Dauer: ca. 5 Wochen)

Auch wenn die äußerliche Operationswunde schnell verheilt ist, benötigt der Körper eine gewisse Zeit, um sich an das Implantat zu gewöhnen. Deshalb kann der Patient mit dem CI erst ca. 4 bis 6 Wochen nach der Operation die ersten Hörerfahrungen machen. Hierfür muss der Sprachprozessor programmiert werden.

Anpassung (richtige Einstellung) des Sprachprozessors
(Dauer: mehrere Tage)

Ein spezialisierter Techniker einer Hals-Nasen-Ohren-Klinik oder eines Cochlea-Implant-Zentrums programmiert nun den Sprachprozessor individuell, sodass der Patient möglichst alle Töne hören kann. Bei Kindern muss diese Anpassung besonders behutsam erfolgen, damit die ersten Hörerlebnisse für das Kind angenehm, d.h. nicht zu laut oder zu leise sind. Jede Elektrode wird einzeln aktiviert, wobei für jeden Ton die Lautstärke (durch die Stimulationsstromstärke) individuell eingestellt werden kann. Zunächst wird hierfür die so genannte Hörschwelle bestimmt, d.h. die Lautstärke, bei welcher der Patient den Ton gerade wahrnimmt. Danach wird die größtmögliche, aber für den Patienten noch angenehme Stärke ermittelt. Bei kleinen Kindern kann dafür ein so genanntes „Vortraining" hilfreich sein.

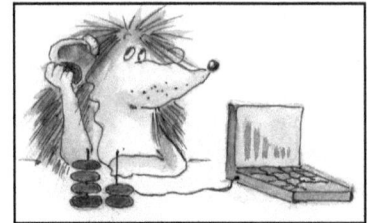

In einer spielerischen Situation wird die Aufmerksamkeit des Kindes auf das Ohr gelenkt. Während der gesamten Programmierung müssen die Reaktionen des Kindes sehr gut beobachtet und dokumentiert werden, um möglichst exakte Werte für die Stimulationsstärke ermitteln zu können.

Durch die Aktivierung des Hörnervs wird nun die Wahrnehmung und Verarbeitung von Geräuschen, Tönen und der Sprache gefördert. Im Gehirn finden „Reifungsprozesse" statt, die zu Beginn sehr schnell, später dann immer langsamer vor sich gehen. Der Patient gewöhnt sich an laute und leise sowie hohe und tiefe Töne und Geräusche. Aus diesem Grund muss der Sprachprozessor in der ersten Zeit häufig, später seltener justiert (neu eingestellt) bzw. nachreguliert werden.

Rehabilitation
(Dauer: mehrere Jahre)

Die Rehabilitation sollte in einem CI-Zentrum erfolgen. Die Krankenkassen übernehmen die Kosten für 12 Wochen Aufenthalt innerhalb von 3 Jahren für das Kind mit Mutter oder Vater. So können die Kinder mehrmals im Jahr eine Woche in einem CI-Zentrum intensiv betreut werden. Aber auch über diesen Zeitraum hinaus kann bei Bedarf die Rehabilitation beantragt und verlängert werden. Außerdem kann eine regelmäßige ambulante Förderung in Wohnortnähe durch Schwerhörigenpädagogen oder Logopäden die Hör-Sprachentwicklung unterstützen.

Die „technische" Betreuung wird sich in jedem Fall über den gesamten Lebenszeitraum hinweg erstrecken. Denn nur so ist die Überprüfung aller Teile des CI auf ihre Funktionsbereitschaft und die optimale Einprogrammierung des Sprachprozessors gewährleistet.

| Hören lernen mit dem CI

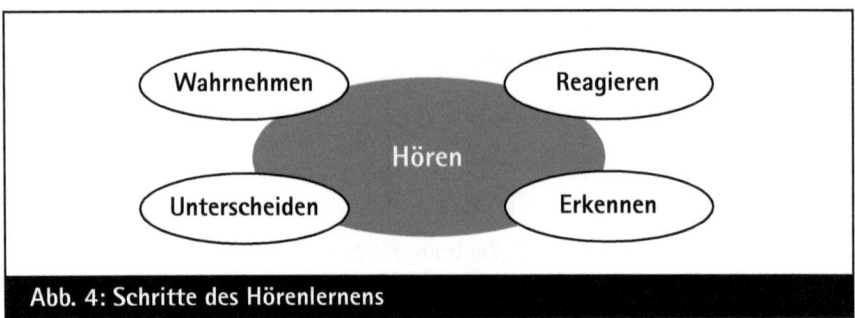

Abb. 4: Schritte des Hörenlernens

Hören

Die ersten Tage mit dem nun angepassten Sprachprozessor sind sicher für alle Eltern sehr aufregend. Steht doch die Frage, ob die Operation den gewünschten Erfolg gebracht hat, im Vordergrund. **Kann unser Kind nun alles hören?**

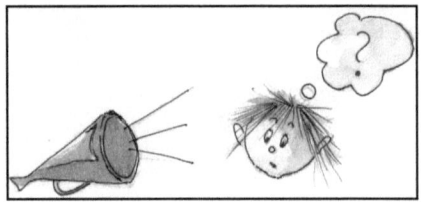

Hier ist es gut zu wissen, dass der Hörprozess bei jedem Kind etwas anders reift und die Kinder sich erst **langsam an das Hören gewöhnen** müssen.

Reagieren

Die von allen so sehr erwarteten Reaktionen des Kindes sind in der ersten Zeit oft noch nicht ganz eindeutig. Einige Kinder reagieren erst nach mehreren Tagen – ein Kind reagierte sogar erst nach ca. 5 Wochen – auf Geräusche oder Sprache. Deshalb werden Kinder in der ersten Zeit besonders intensiv betreut und gefördert.

Langsam nehmen die Kinder die Geräusche aus ihrer Umwelt immer besser wahr und lernen, darauf zu reagieren. Die Reaktionen des Kindes sollten gut beobachtet und in der ersten Zeit möglichst notiert werden. Sollte das Kind bei irgendeinem Geräusch eine negative Reaktion zeigen, wie z.B.:

- ängstlich umherschauen,
- zusammenzucken,
- sich die Ohren zu halten,
- erschrecken und weinen,

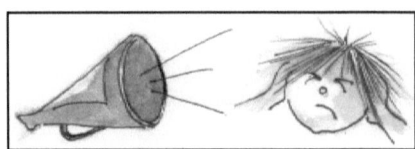

so muss dies sofort dem Techniker mitgeteilt werden. Der Sprachprozessor sollte dann bezüglich Frequenz und Lautstärke anders eingestellt werden, sodass alle Geräusche von dem Kind angenehm empfunden werden.

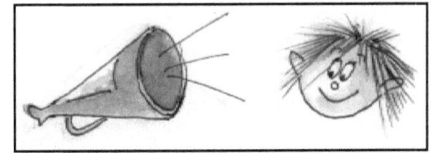

Hilfen und Tipps in der ersten Phase

BEOBACHTEN Sie, **wann Ihr Kind** auf Geräusche oder Ihre Stimmen **reagiert**:
- Reagiert Ihr Kind nur, wenn es ganz aufmerksam ist?
- Reagiert Ihr Kind nur, wenn der akustische Reiz sehr laut ist?
- Reagiert Ihr Kind nur bei hohen oder tiefen Tönen bzw. Geräuschen?

Machen Sie sich keine Sorgen, wenn Ihr Kind in der ersten Zeit nicht sofort reagiert. Auch hörende Kinder reagieren nicht immer auf akustische Reize, z.B.
- wenn sie durch Spielen abgelenkt sind,
- wenn die Geräusche und Stimmen zu leise sind,
- wenn die Geräusche und Stimmen für das Kind gerade nicht interessant sind.

NOTIEREN Sie sich, **wie Ihr Kind** auf die entsprechenden Geräusche **reagiert**, z.B.
- freudig, fragend, verunsichert, ängstlich.

Je exakter Ihre Beobachtungen und Rückmeldungen an den Techniker sind, desto besser kann der Sprachprozessor individuell für Ihr Kind eingestellt werden. Diese Einprogrammierung hat wesentlichen Einfluss auf das Erlernen von Hören und Sprechen.

WECKEN SIE DIE AUFMERKSAMKEIT Ihres Kindes auf akustische Reize **und zeigen Sie ihm die jeweiligen Geräuschquellen!**
Die alltägliche Umgebung bietet hierfür umfangreiche Möglichkeiten:

In der Wohnung
- z.B. Telefon, Türklingel, Radio, Musikinstrumente,
- elektrische Haushaltsgeräte (Staubsauger, Waschmaschine, Mixer usw.),
- klappernde Schlüssel,
- klapperndes Geschirr (Töpfe, Teller, Besteck usw.).

Im Freien
- z.B. ein startendes Auto, lärmende Baufahrzeuge,
- sich nähernde Straßenbahn, Feuerwehr, Zug oder Flugzeuge,
- bellende Hunde, singende Vögel und andere Tiergeräusche,
- die eigenen Schritte auf unterschiedlichem Boden (Beton, Metall, Sand),
- Regen oder Gewitter.

Selbst erzeugte Geräusche
- z.B. lachen, weinen,
- husten, niesen,
- mit der Zunge schnalzen,
- Lippen „platzen" oder „flattern" lassen,
- in die Hände klatschen oder klopfen,
- singen oder sprechen.

Ihrer Fantasie sind keine Grenzen gesetzt!

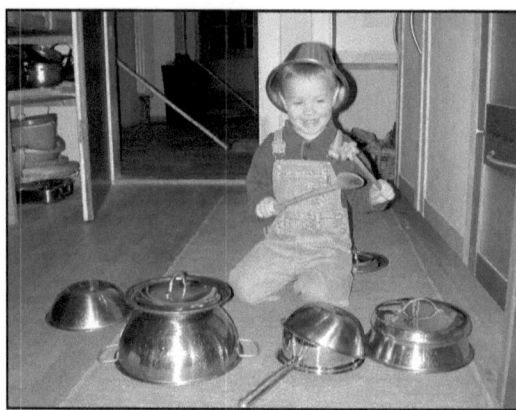

Alles, was Krach macht, darf Ihr Kind jetzt selbst ausprobieren, damit es die Dinge und die Möglichkeiten der Klangerzeugung besser kennen lernen kann.

Wecken und erhalten Sie die **Freude an der akustischen Wahrnehmung** und gehen Sie mit Ihrem Kind gemeinsam auf eine „ENTDECKUNGSREISE IN DIE WELT DES HÖRENS".

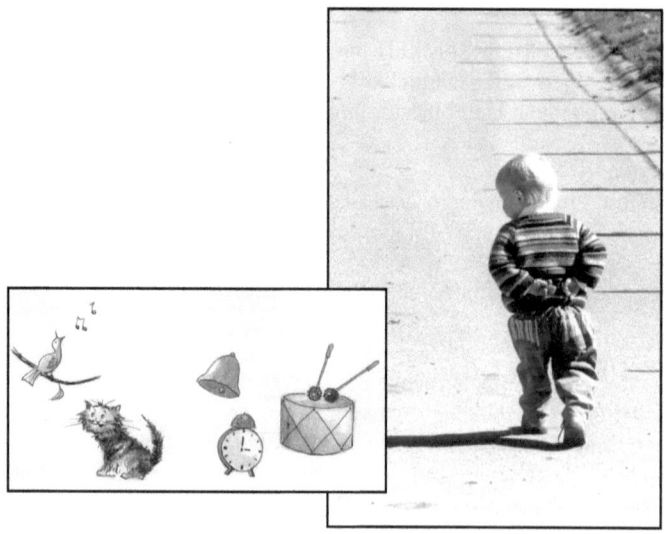

Sie brauchen nur ein wenig Fantasie, um diese „Reise" abwechslungsreich und interessant zu gestalten. Auch Sie werden überrascht sein, welche Dinge in Ihrer Umgebung Geräusche und Klänge erzeugen, z.B.

- Wasserhahn oder Dusche auf- und zudrehen,
- mit Holz- und Metall-Löffel auf oder an unterschiedliche Gegenstände klopfen,
- mit Papier rascheln oder es zerreißen,
- Dosen mit unterschiedlichen Dingen füllen und schütteln.

Schon bald werden Sie bemerken, welchen Spaß Ihr Kind am Hören hat.

> Wecken und erhalten Sie durch das Spielen **die Neugier, Freude und Begeisterung am Hören!** Auch dadurch schaffen Sie eine **gute Basis für die sprachliche Entwicklung** Ihres Kindes!

Spielideen zur Förderung der auditiven Wahrnehmung

Mit den folgenden Spielen können Sie die **auf das Hören bezogene Wahrnehmung** von Geräuschen und Klängen fördern. Hierbei ist zu beachten, dass Ihr Kind wirklich auf die Geräusche und Klänge reagiert. Bei manchen Geräuschen können **Vibrationen gespürt** werden. Ebenso kann Ihr Kind den **Luftzug fühlen** und wird darauf reagieren, wenn Sie z.B. die Geräusche sehr nah am Körper Ihres Kindes erzeugen. **Nebengeräusche** aus benachbarten Räumen oder von der Straße können **irritieren** und ebenso Reaktionen des Kindes hervorrufen. Deshalb ist es wichtig, die folgenden Spiele sehr aufmerksam zu begleiten und zu beobachten.

■ Das Klopfspiel

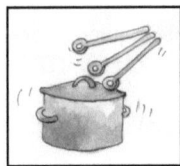

Sie benötigen dafür: Kochlöffel, Topf, Schüssel, Kissen, Decke, Pappkarton, Stuhl u.a.

Spielidee: Stellen bzw. legen Sie die Gegenstände auf den Fußboden, sodass Ihr Kind alles gut erreichen kann. Schlagen Sie und Ihr Kind nun abwechselnd mit dem Stock 3-mal auf jeden Gegenstand. Machen Sie Ihr Kind darauf aufmerksam, dass man beim Draufschlagen etwas hört, indem Sie an Ihr Ohr zeigen und sagen: „Ich höre etwas". Zeigen Sie Ihrem Kind, dass Sie nichts oder nur sehr wenig hören können, wenn Sie auf Kissen oder eine Decke schlagen.

Wechseln Sie die Intensität oder auch die Anzahl der Schläge, sodass Ihr Kind spüren kann, dass man laute und leise Geräusche erzeugen kann.

➜ Ziel: Geräusche wahrnehmen

■ Das Geräuschespiel

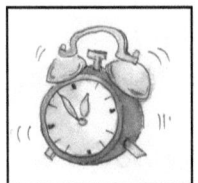

Sie brauchen dafür: Verschiedene Gegenstände, mit denen Sie Geräusche erzeugen können, z.B. Rassel, Tute, Trommel (ein Topf mit Kochlöffel kann diese ersetzen), Klappern o.Ä. und einen Reifen oder Seil.

Spielidee: Legen Sie den Reifen (oder das Seil kreisförmig) auf den Boden. Erzeugen Sie nun hinter dem Rücken des Kindes ein Geräusch. Immer, wenn das Kind ein Geräusch hört, soll es in den Reifen (oder Kreis) springen. Wechseln Sie die Rollen. Das Kind macht die Geräusche und Sie müssen springen. Das macht dem Kind nicht nur mehr Spaß, sondern es lernt dabei die Geräusche gut kennen.

➜ **Ziel: Auf Geräusche reagieren**

■ Das Straßenspiel

Sie brauchen dafür: 5-10 Blätter Papier (DIN A 4) , Gegenstände mit denen Sie Geräusche und Klänge erzeugen können.

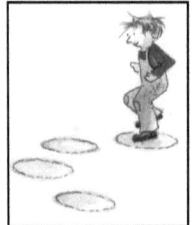

Spielidee: „Bauen Sie eine Straße", indem Sie in Abständen von ca. 20 cm je ein Blatt Papier legen. Das Kind stellt sich nun auf das erste Blatt Papier und darf nun immer, wenn es etwas hört, vorwärts gehen (auf das nächste Blatt).

Motivationshilfe: Am Ende der Straße wartet der Teddy oder ein Gummibärchen ...

Spielvariationen: Statt des Papiers können Sie auch Formen aus Schaumgummi oder einfache Holzscheiben hinlegen, auf die Ihr Kind hüpfen kann (Papier rutscht beim Daraufhüpfen weg!) Hat das Kind keine Lust dazu, dann lassen Sie Ihr Kind nur zuschauen und bewegen z.B. Puppe oder Teddy vorwärts. Auch Rollentausch ist möglich (siehe Geräuschespiel).

➜ **Ziel: Hören und reagieren**

Spiele zur Förderung der auditiven Aufmerksamkeit

Auch **das aufmerksame Zuhören** bedarf einiger Übungen. Das folgende Spiel macht wohl den meisten Kindern viel Spaß.

■ **Das Radiospiel**

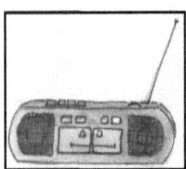

Sie brauchen dafür: Radio oder Kassettengerät oder CD-Player

Spielidee:
1. Das Ende der Musik wahrnehmen: Stellen Sie Musik ein und zeigen Sie Ihrem Kind, wie man diese laut und leise einstellen kann. Stellen Sie zu Beginn die Musik so laut, dass Ihr Kind sie gut hören kann. Laufen Sie nun mit dem Kind um Kissen (oder Decke oder Stuhl) herum, bis eine andere Person die Musik abdreht. In dem Moment, in dem die Musik nicht mehr zu hören ist, setzen Sie sich schnell auf ein Kissen (Decke oder Stuhl oder auch nur auf den Boden).
Lassen Sie auch das Kind die Musik an- und ausstellen und laufen oder hüpfen Sie während der Musik herum, bis das Kind die Musik wieder abstellt.

Spielvariationen: Stellen Sie sich vor einen Stuhl, eine Fußbank, einen Ball o.Ä. und setzen Sie sich (bzw. Ihr Kind) beim Verstummen der Musik rasch darauf.

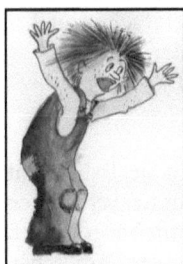

2. Den Beginn der Musik wahrnehmen: Die auditive (auf das Hören bezogene) Aufmerksamkeit können Sie erhöhen, indem Sie den Spielablauf wie folgt verändern: Das Kind bleibt still stehen und lauscht. Wenn die Musik beginnt, darf es loslaufen, loshüpfen, sich hinlegen, sich hinsetzen usw.

Spielvariationen: Die Musik können Sie natürlich auch durch Geräusche oder Klänge von Instrumenten ersetzen.

➔ **Ziel: Hören und reagieren**

Unterscheiden von Geräuschen, Stimmen, Klängen

Durch unterschiedliche Ratespiele können Sie bei Ihrem Kind die Freude am Erkennen und Unterscheiden von akustischen Reizen (alles, was man hört) wecken.

■ Was war das?

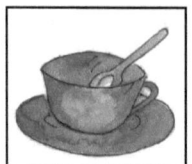

Sie benötigen dafür: Verschiedene Gegenstände, mit denen Sie Geräusche oder Klänge erzeugen können (z.B. Tasse mit Löffel, Kurzzeitwecker, Trillerpfeife, Flöte, Quietschtiere, Klapper, Rassel o.Ä.), ein Tuch.

Spielidee: Legen Sie zu Beginn zwei, später mehrere Gegenstände auf das Tuch. Probieren Sie mit Ihrem Kind einige Male diese Dinge aus und machen Sie Ihr Kind auf diese Geräusche aufmerksam. Sagen Sie zu Ihrem Kind laut und deutlich: **„Dreh dich um!"**, und unterstützen, wenn nötig Ihre Aufforderung durch eine einfache Geste (mit der Hand diese Bewegung zeigen). Erzeugen Sie nun mit einem dieser Gegenstände ein Geräusch (nicht zu kurz!) und fordern Sie Ihr Kind wieder auf: **„Dreh dich um!"**, und fragen Sie nun **„Was war das?"**. Ihr Kind wird nun auf einen der Gegenstände zeigen, oder aber ausprobieren, um noch einmal zu hören, mit welchem Gegenstand dieses Geräusch erzeugt wurde.

> **Langsam lernt Ihr Kind auf diesem Weg die unterschiedlichen Geräusche kennen und diese zu unterscheiden. Außerdem hört es die einfachen und kurzen Sätze „Dreh dich um!" und „Was war das?", immer wieder, kann diese sprachlichen Aufforderungen erleben und bald auch ohne Gestik (unterstützende Handbewegungen) verstehen.**

Spielvariation: Lassen Sie Ihr Kind die Geräusche erzeugen und raten Sie. Dabei lernt Ihr Kind die Geräusche intensiv kennen und kann diesen Höreindruck besser verarbeiten und speichern. Ebenso können Sie sich stimmlich äußern, z.B. „Hallo", rufen oder einfach nur ein paar Töne auf „lalala" singen, sodass Ihr Kind lernt, die Stimme von Geräuschen zu unterscheiden.

➜ Ziel: Differenzieren von Geräuschen und Stimme

■ Trommelspiel

Sie benötigen dafür: Einen Topf, einen Pappkarton, ein Holzbrett, einen Kochlöffel.

Spielidee: Stellen Sie die Gegenstände nebeneinander auf den Boden. Trommeln Sie mit dem Kochlöffel mehrmals auf diese Gegenstände. Lassen Sie Ihr Kind ebenfalls auf alle Gegenstände klopfen. Fordern Sie Ihr Kind auf: „Dreh dich um!". Trommeln Sie nun nur auf **einen** dieser Gegenstände und lassen Sie Ihr Kind raten, worauf Sie geklopft haben.

➜ Ziel: Differenzieren von Geräuschen und Stimmklang

■ Wer war das?

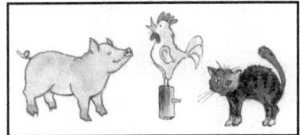

Sie benötigen dafür: Verschiedene Spielzeugtiere, ein Tuch.

Spielidee: Stellen Sie einige Tiere auf das Tuch. Imitieren Sie jedes der Tiere mehrere Male. Sagen Sie zu Ihrem Kind: „Mach die Augen zu!" (Bei geschlossenen Augen kann Ihr Kind sich besser auf das Hören konzentrieren!) Ahmen Sie jetzt eines der Tiere nach, z.B. „Mäh- mäh-mäh". Fordern Sie nun Ihr Kind auf: „Mach die Augen auf!", und fragen Sie mit dem kurzen Satz: „Wer war das?"

Spielvariation: Wenn Ihr Kind nicht die Augen schließen möchte, sich die Augen auch nicht zuhalten möchte, dann verdecken Sie Ihren Mund, sprechen Sie mit vorgehaltener Hand (oder einem Blatt Papier vor Ihrem Gesicht), sodass Ihr Kind die **Laute nicht von den Lippen ablesen** kann, sondern wirklich **über das Ohr differenzieren** lernt.

➜ **Ziel: Differenzieren von Geräuschen und Stimmklängen**

Förderung der auditiven Merkfähigkeit

Die Förderung der auditiven Merkfähigkeit (Hörgedächtnis) ist für ein gutes Sprachverständnis – z.B. Verstehen von komplexen Aufforderungen – besonders wichtig. Dies können Sie mit Ihrem Kind auf spielerische Weise ganz einfach trainieren:

■ Wie oft wurde geklopft?

Klopfen oder klatschen Sie hinter dem Rücken Ihres Kindes je nach Alter ca. ein- bis maximal fünfmal. Motivieren Sie Ihr Kind, genau die gleiche Anzahl zu wiederholen.

Spielvariation: Wie oft wurde mit welchem Instrument gespielt, geblasen, gerasselt ...?

➜ **Ziel: Anzahl merken**

■ Klangweg mit Tieren

Sie benötigen dafür: Verschiedene Holz- oder Plastiktiere, die springen können (z.B. Hase, Pferd, Känguru, Fuchs o.Ä.), je eine Dose oder Deckel aus Holz, Pappe, Metall und ein Päckchen Papier-Taschentücher.

Spielidee: Stellen Sie die verschiedenen Dosen in kleinen Abständen auf den Tisch, legen Sie die Packung Papier-Taschentücher in beliebiger Reihenfolge dazu. Nehmen

Sie eines der Tiere und lassen Sie es in willkürlicher Folge von einer Dose zur anderen springen. Zu Beginn soll Ihr Kind zuschauen oder es selbst ausprobieren, um sich an die unterschiedlichen Klänge gewöhnen zu können. Später soll es die Augen schließen und genau zuhören, wenn Sie mit einem der Tiere einen bestimmten „Weg entlang springen". Danach versucht das Kind mit dem Tier den **gleichen „Weg"** zu erraten bzw. nachzuahmen. Springen Sie zu Beginn mit dem Tier nur auf maximal drei Gegenstände. Erhöhen Sie langsam die Anzahl je nach Alter des Kindes!

➜   **Ziel: Richtige Reihenfolge von verschiedenen Geräuschen erkennen, merken und nachahmen!**

Das Wahrnehmen, aufmerksame Hinhören und Unterscheiden von Geräuschen, Stimmen und einzelnen Lauten (bzw. später von gesprochenen Wörtern und Sätzen) **ist die Basis für eine gute lautsprachliche Entwicklung mit dem CI! Gönnen Sie sich und Ihrem Kind auch genügend Zeiten der Ruhe und Stille. Es sollte auf keinen Fall in jeder freien Minute bzw. bei jeder Gelegenheit geübt oder trainiert werden. Jeder Mensch, ob groß oder klein, braucht Pausen und Ruhe zur Erholung sowie zur Verarbeitung der Erlebnisse.**

Wie Sie die Funktion des CI selbst überprüfen können

Die meisten Spachprozessoren haben heute eine Kontrollleuchte, welche die Funktionsbereitschaft anzeigt. Ebenso können für die Eltern hör- oder sichtbare Signale programmiert werden, damit sie sofort merken, wenn z.B. der Akku oder die Batterien leer sind. Trotzdem sollten Sie jeden Morgen neu nachsehen, ob das Kabel richtig gesteckt und die Batterien bzw. der Akku geladen sind. Beachten Sie die technischen Hinweise in der Beschreibung des jeweiligen Gerätes. Sollten trotzdem Probleme auftreten oder Sie bemerken, dass Ihr Kind plötzlich schlechter oder gar nicht mehr reagiert, so wenden Sie sich umgehend an ein CI-Zentrum oder einen diesbezüglich erfahrenen Hörgeräteakustiker zur technischen Überprüfung aller Teile.

| Sprechen lernen mit dem CI

Wie können wir unserem Kind helfen?

Auch für ein Kind mit einem CI ist das sprachliche Umfeld von entscheidender Bedeutung. Deshalb sollten alle, dem Kind nahe stehenden Personen mit einbezogen werden. Es ist ratsam, sich mit den Therapeuten über die Fördermöglichkeiten in den jeweiligen Entwicklungsphasen abzusprechen. Ebenso können gemeinsame Gespräche von Eltern und Therapeuten mit allen anderen Bezugspersonen des Kindes, z.B. in Kindergarten oder Schule, sehr hilfreich sein.

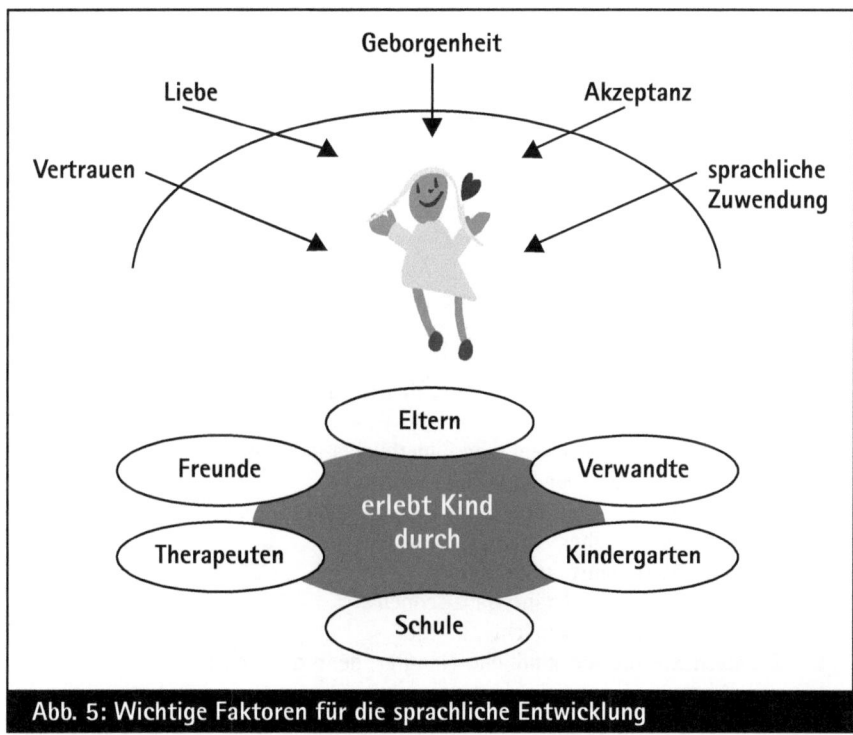

Abb. 5: Wichtige Faktoren für die sprachliche Entwicklung

Die Liebe, Geborgenheit und Akzeptanz, die Sie Ihrem Kind entgegenbringen, sind die wichtigsten Voraussetzungen für eine gute Entwicklung – auch der sprachlichen mit einem CI!

Zusätzlich möchte ich Ihnen einige Hinweise geben, welche für Sie und Ihr Kind vor allem in den ersten Jahren mit dem CI hilfreich sein können.

- **Helfen Sie Ihrem Kind, das CI zu akzeptieren**, sodass es dieses täglich trägt und nicht mehr darauf verzichten möchte.
- **Sprechen Sie Ihr Kind an**, auch wenn Sie es bisher gewöhnt waren, die Aufmerksamkeit Ihres Kindes durch Berührung zu erreichen.
- **Sprechen Sie mit Ihrem Kind nicht zu schnell und so „natürlich" wie möglich.** Sie müssen deshalb aber nicht lauter sprechen.
- **Begleiten Sie alle Handlungen im Alltag und im Spiel sprachlich**, in der ersten Zeit mit möglichst einfachen und kurzen Sätzen.
- **Sprechen Sie so normal wie möglich und nicht in der so genannten „Babysprache".** Richten Sie sich in Wortwahl und Inhalt nach dem Alter bzw. „HÖRALTER" des Kindes.
- **Wiederholen Sie einfache Sätze**, damit sich Ihr Kind an den Klang Ihrer Stimme gewöhnen kann. Normal hörende Kinder erkennen schon als Baby am Klang der Stimme den „Inhalt", z.B. ob die Mama oder der Papa beruhigend oder schimpfend mit ihm sprechen. Auch das wird Ihr Kind bald am Klang Ihrer Stimme erkennen, obwohl es die einzelnen Wörter erst später verstehen kann.
- **In der ersten Zeit ist es ratsam, die Umgebungsgeräusche so gering wie möglich** zu halten. So sollten Sie z.B. den Staubsauger oder andere Geräte ausschalten, bevor Sie mit Ihrem Kind sprechen.
- 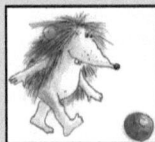 **Greifen Sie alle Äußerungen des Kindes auf**, indem Sie das so genannte „Feedback" (= Rückmeldung) geben. So spürt Ihr Kind, dass Sie es gehört und verstanden haben, z.B.: Das Kind zeigt auf den wegrollenden Ball und ruft „ba!" Feedback: „Oh, der Ball rollt weg!"
- Schauen Sie sich mit Ihrem Kind Bilderbücher und Fotos an. Erzählen Sie in kurzen, für das Kind verständlichen Sätzen.
- Sie können auch wichtige Wörter betonen oder durch einfache Umschreibungen verständlicher werden lassen:

  z.B.   Das **AUTO** fährt auf der Straße.

          Das **AUTO** fährt ganz schnell.

          Das **AUTO** macht „tut-tut".
- **Bremsen Sie nie die kindliche Neugier**, denn dadurch erweitert Ihr Kind sein Wissen.
- **Unterbrechen Sie Ihr Kind nicht**, wenn es versucht, Ihnen etwas mitzuteilen.
- **Loben Sie Ihr Kind viel**, denn durch die Freude der das Kind umgebenden Personen wird die „Eigenproduktion" (kindliche Sprechversuche) verstärkt und gefördert.

Sprechfreude geht vor Genauigkeit!

Zwingen Sie Ihr Kind nicht zum Nachsprechen von Wörtern oder gar Sätzen. Hörgeschädigte Kinder, welche die Sprache über stereotypes Nachsprechen erlernen, können zwar oft korrekt artikulieren (alle Laute nacheinander genau bilden), die Sprache klingt aber meist nicht natürlich, sondern eher monoton und „abgehackt". Für eine gesunde Sprachentwicklung müssen die Kinder **DIE SPRACHE ERLEBEN und hören** und nicht „auswendig" oder über das Nachsprechen (er)lernen.

Verbessern Sie Ihr Kind nicht ständig: z.B. „Das heißt nicht Nane, sondern Banane!", wiederholen Sie einfach die noch nicht richtig gesprochenen Wörter, wenn möglich in einem kurzen Satz. Gegebenenfalls können Sie das entsprechende Wort auch etwas betonen: Kind: „Oma wed deht."
Mutter: „Ja, die Oma **geht weg.**" usw.

Durch ständiges Verbessern oder „Nachsprechen-lassen" verlieren die Kinder sehr schnell die Freude und Lust am Sprechen. Viel wichtiger ist es besonders in der ersten Zeit, dass die Kinder „munter drauf los plappern" können.

Vorsicht! Überforderung hemmt die Entwicklung!

Verständlicherweise möchten Sie, dass Ihr Kind so schnell wie möglich sprachliche Defizite aufholt, die Sprache versteht und sich selbst sprachlich ausdrücken kann.

Aber gerade mit dieser Vorstellung besteht die Gefahr, dass Sie sich und Ihr Kind unter Druck setzen. Lassen Sie sich und Ihrem Kind deshalb Zeit, denn ÜBERFORDERUNG HEMMT DIE ENTWICKLUNG!

Sowohl Ihr Kind als auch Sie benötigen immer wieder Zeiten der Stille. Durch **genügend Ruhephasen** kann Ihr Kind alles Gelernte besser verarbeiten und bekommt Zeit, sich selbst auszuprobieren. Sie werden erleben, dass auch Ihr Kind erfinderisch ist und eigene Spielideen entwickelt.

Das Hören und Sprechenlernen mit dem CI ist für das kindliche Gehirn eine enorme Leistung und braucht Zeit. Kinder, die überfordert werden, verlieren die Lust und verweigern schließlich jegliche Förderung, werden aggressiv oder gar krank, weil sie ständig unter zu hohem Leistungsdruck stehen.

Holen Sie sich Hilfe und Anregungen von Fachleuten in einem CI-Zentrum, bei Logopäden oder in entsprechenden Frühförderstellen.

| Anregungen, Tipps und Hilfen für die entsprechenden Phasen der Sprachentwicklung

Entwicklung des Hörens analog der Sprachentwicklung – ein kurzer Überblick

Entwicklung des Hörens	Sprachentwicklung
pränatal (vor der Geburt): **Wahrnehmung von Geräuschen im Mutterleib** (Herzschlag der Mutter sowie Geräusche des Blutkreislaufes und des Darmes). Gegen Ende der Schwangerschaft reagiert das Kind auch auf laute Geräusche, Musik usw. außerhalb des Mutterleibes.	*Ca. ab 6. Schwangerschaftsmonat:* **Wahrnehmung von Stimme (und Sprache) der Mutter**
postnatal (nach der Geburt): **Wahrnehmung von akustischen Reizen** (Geräusche, Musik, Stimmen, Sprache), in den ersten zwei Monaten besteht noch eine für das Alter normale Hörminderung.	*Nach der Geburt:* **Schreien** Der erste Schrei = Reflexschrei, in den nächsten Wochen ist das Schreien Ausdruck des Unwohlseins
Schreckreaktionen bei lauten Geräuschen	Reaktion auf sprachliche oder stimmliche Zuwendung von vertrauten Personen (z.B. zur Beruhigung)
Ca. im 3. Lebensmonat: Auditive Aufmerksamkeit entwickelt sich: Suchen der Schallquelle mit den Augen	*Ca. im 3. bis 4. Lebensmonat:* „Gurren", „Quietschen", „Juchzen", Lachen
Ca. im 4. Lebensmonat: **Hinwendung zur Schallquelle** (erst Kopf-, später Körperdrehung in Richtung der Schallquelle), Stimmen der Eltern werden erkannt **Wahrnehmung eigener Lautproduktion** **Erkennen** von vertrauten Stimmen (Mutter, Vater, Geschwister)	

Ca. mit 6 Monaten: **Differenzierung** (Unterscheidung) von Stimmen und Geräuschen	*Bis ca. 6.Lebensmonat:* **Lallphase** Zu Beginn vokalähnlich klingende Laute: ah / ih / ei usw. danach meist „Kehllaute": grr / krr / ch
Im 7. bis 9. Monat: **Lautfolgen werden erkannt** Reaktion auf Zurufe Auditive Sprachverarbeitung entwickelt sich Bessere Wahrnehmung von leisen Geräuschen	*Bis ca. 10. Lebensmonat:* Silben: ba / be / mam usw. Silben- verdopplung, Silbenketten: „gagaga", „mamam", „dadada" usw. *Bis ca. 12. Lebensmonat:* **Lallmonologe:** Kind lallt vor sich hin, hat Freude an der Eigenproduktion von Lauten **Kind versucht immer mehr nachzu- ahmen** Weiterentwicklung des Sprachver- ständnisses „Kauderwelsch": Kind spricht viel „in eigener Sprache", kaum verständliche Wörter Sprachverständnis entwickelt sich weiter
Mit ca. 1 Jahr: Aufmerksamkeit für Sprache wird besser: Lauschen auf Gespräche in der Umgebung, Reagieren auf leises An- sprechen Die Reifung der zentralen Hörbahnen ist nahezu abgeschlossen: Sprache, Laute und Geräusche werden aufge- nommen, gespeichert und wiederge- geben	*Mit ca. 1 Jahr:* Erste Wörter: meist Mama, da, Papa, wauwau o.Ä. **Einwortsätze:** „Mamam" = >Das Kind möchte essen. Oder „Ball" => Das Kind möchte den Ball haben. *Später:* **Zweiwortsätze:** „Ball da", „Auto weg" **Mehrwortsätze:** „Mama wieder tommt" Weiterentwicklung des Sprach- verständnisses Erweiterung des Wortschatzes Weiterentwicklung in Lautbildung und Satzbau
Mit ca. 5 bis 6 Jahren: Verstehen von Sprache auch in kom- plizierteren Sätzen wird möglich (z.B. in Gesprächen und beim Vorlesen)	*Mit ca. 5 bis 6 Jahren:* Bis zum Schulalter ist das Sprechen in Sätzen bei korrekter Lautbildung möglich.

Sprachentwicklung

Die Sprachentwicklung findet vor allem in der Familie statt, indem miteinander sprachlich kommuniziert wird.

Es entwickeln sich Sprachverständnis, Wortschatz, Artikulation (Lautbildung) und Grammatik.

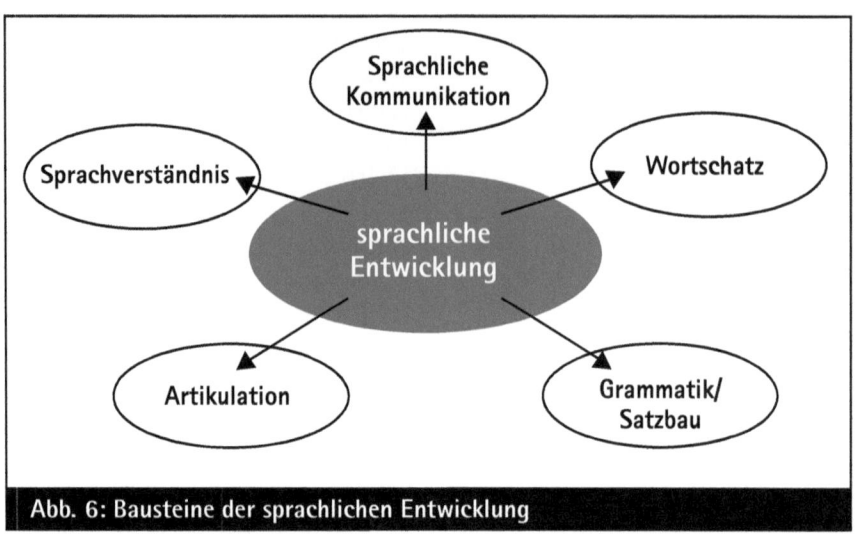

Abb. 6: Bausteine der sprachlichen Entwicklung

Das Sprachverständnis

Das Sprachverständnis und die Fähigkeiten, sich sprachlich zu äußern, entwickeln sich im steten Zusammenhang, wobei die Entwicklung des Sprachverständnisses der der sprachlichen Äußerungen immer etwas voraus ist.

Bereits mit ca. 8/9 Monaten beginnen hörende Kinder sprachliche Äußerungen zu verstehen. In den vorangegangenen Monaten können sie bereits die Sprache wahrnehmen und vor allem auf den Klang der Stimmen reagieren. Auch wenn sie die Worte noch nicht verstehen können, erkennen sie schon bald am Stimmklang, ob man sie beruhigt oder mit ihnen schimpft.

Mit ca. einem Jahr versteht das Kind die Frage „Wo ist …?" und reagiert entsprechend richtig, indem es sich zu der ihm bekannten Person oder dem bekannten Gegenstand hinwendet.

Mit ca. 6 Jahren versteht das Kind auch abstrakte Begriffe und komplexere Sätze.

Der Wortschatz

Er wächst mit zunehmenden Sprachverständnis.

Mit ca. 1½ bis 2 Jahren beherrscht das Kind ca. 50 Wörter.
Das Kind verwendet in diesem Alter Substantive (Haupt- oder Dingwörter, z.b. Ball, Auto, Mama), Verben (Tätigkeitswörter, z.b. fahren, lafen = schlafen) und Adjektive (Eigenschaftswörter, z.b. heiß, droß = groß). Es nennt sich selbst beim Namen, erfindet eigene Wörter und spricht meist noch in der so genannten Kindersprache. Das erste Fragealter beginnt („Was das iss?" = Was ist das?).

Mit ca. 2 bis 2½ Jahren beträgt der Wortschatz ca. 300 Wörter. Das Wort „ich" wird richtig angewandt.

Mit ca. 2½ bis 3 Jahren spricht das Kind bereits 800 bis 900 Wörter. Das zweite Fragealter mit den Warum- und Wie-Fragen beginnt.

Mit ca. 3 bis 4 Jahren erweitert sich der Wortschatz bis auf 1000 oder sogar 1500 Wörter. Farben und Fürwörter werden beherrscht. Das Kind beginnt die Präpositionen (Verhältniswörter: auf, oben, unter, vor) einzusetzen.

Mit ca. 4 bis 6 Jahren wächst der Wortschatz bis auf ca. 2500 bis 3000 Wörter an. Auch abstrakte Begriffe werden teilweise bereits benutzt (z.B. Arbeit, Leben, Wetter u.Ä.)

Die Artikulation (Lautbildung)

Sie basiert u.a. auf der Fähigkeit, die einzelnen Laute und die verschiedenen Lautverbindungen unterscheiden zu können. Diese Fähigkeit entwickelt sich bereits allmählich in den ersten sechs Lebensmonaten und wird durch das Lallen deutlich. Hier probiert das Kind zunächst Lippen, Zunge und Gaumen im Zusammenspiel mit der Stimme aus. Während in der ersten Zeit der Lallphase die Laute noch unbewusst aus Freude an der eigenen Wahrnehmung (hören und fühlen) produziert werden, können diese Laute später im Laufe der Entwicklung ganz bewusst nachgeahmt und selbstständig gebildet werden.

ca. im ersten ½ Lebensjahr	gr-gr/ch (wie in „ich" oder in „ach")
ca. mit einem Jahr	ba-ba/ga-ga/gra-gra/da-da und andere Laute in Silbenverdopplungen
ca. mit 1 ½ Jahren	m/b/p/n/d können gezielt auch in ersten Wörtern gebildet werden
ca. mit 2 Jahren	d/t/w/f/s und andere Laute werden bewusst in Wörtern gebildet

ca. mit 2 ½ Jahren	g/k/r/ch
ca. mit 3 bis 4 Jahren	sch/bl/gr/kr und andere Lautverbindungen entwickeln sich
ca. mit 4 bis 5 Jahren	kl/kn/dr/scht/schn/schl/schtr und andere schwierige Lautverbindungen
ca. mit 6 Jahren	alle Laute können auch in schwierigen Lautverbindungen in Wörtern und Sätzen richtig gebildet werden

Für die richtige Bildung der Laute ist die Fähigkeit der Lautdiskrimination (Unterscheidung der einzelnen Laute) sehr wichtig. Das Kind lernt im Verlauf der sprachlichen Entwicklung die einzelnen Laute nach dem Klang und nach der Artikulationsstelle (Ort im Mund, wo der Laut gebildet wird) zu unterscheiden. So entwickelt sich die bewusste Kontrolle der Sprechbewegungen. Das Kind lernt, die Laute nicht nur isoliert, sondern im Zusammenhang mit anderen Lauten zu bilden. Durch das Wachsen des Wortschatzes werden immer mehr Lautverbindungen gelernt.

Wenn Ihr Kind bei der Bildung bestimmter Laute Probleme hat, werden Logopäden Ihrem Kind helfen, alle Laute analog (entsprechend oder ähnlich) einer „normalen" Sprachentwicklung zu erlernen.

Die Grammatik

Mit ca. 1,0 bis 1½ Jahren äußert sich das Kind in Einwortsätzen. Das erste Fragealter entsteht und zeigt sich bei Einwortäußerungen durch Veränderung des Stimmklanges: Die Stimme wird bei Fragen angehoben.

Mit ca. 1½ bis 2,0 Jahren beginnt das Kind in Mehrwortsätzen („Ball da." / „Auto putt.") zu sprechen. Es entstehen Aussage- und Fragesätze. Die ersten Wörter werden grammatikalisch richtig eingesetzt („Auto fährt fort").

Mit ca. 2½ bis 3,0 Jahren können korrekte Mehrwortsätze sowie einfache Nebensätze gebildet werden („Mama kommt gleich wieder.", „Tina weint, weil Mama schimpft.").

Mit ca. 3,0 bis 4,0 Jahren kann die Bildung von schwierigen Satzkonstruktionen noch fehlerhaft sein, z.B. bei zeitlichen Umschreibungen (Gegenwart, Vergangenheit, Zukunft, z.B. „Papa hat mir ein Auto gegebt."). Nebensätze werden schon richtig gebildet (z.B. „Wenn du müde bist, musst du ins Bett gehen.").

Mit ca. 6 Jahren können verschiedene Zeitformen sowie Ein- und Mehrzahl richtig angewandt werden. Die Grammatik wird weitgehend beherrscht. Das Kind kann Erlebnisse und kleine Geschichten fließend erzählen.

Auch wenn sich Ihr Kind bisher durch die Gehörlosigkeit nicht, wie oben beschrieben, entwickeln konnte, so besteht nun durch das CI die Chance, diese Entwicklungsschritte aufzuholen. Dazu gehört in erster Linie viel Geduld, Zeit, Fantasie und Engagement der Eltern.

> **Kinder mit einem CI sollten möglichst gleiche Hörerfahrungen machen wie ein hörendes Kind.** Deshalb ist es ratsam, sich an der „normalen" Hör- Sprachentwicklung zu **orientieren. Nicht das Alter ist hier entscheidend,** sondern die Entwicklungsfolge ist bei der Förderung zu beachten! **Die Förderung sollte dort ansetzen, wo das Kind in seiner Entwicklung gerade steht.**

Den ersten Schritt hierzu haben Sie bereits getan, indem Sie bei Ihrem Kind die Freude am Hören geweckt haben (siehe Spiele und Anregungen Seite 20 ff).
Die sprachliche Entwicklung kann in sehr unterschiedlichem Tempo verlaufen. Bei manchen Kindern dauert sie sehr lang. Es ist wichtig, sich auf das Tempo des Kindes einzustellen, ihm Zeit zu lassen, damit es sich ausprobieren und viele Dinge selbst entdecken kann – auch sprachlich! Übersehen Sie nicht die ganz kleinen Fortschritte, z.B. wenn Ihr Kind zwar noch keine richtigen Wörter sprechen kann, sich aber mehr und mehr beim Spielen stimmlich und durch einzelne Laute äußert und ausprobiert!
Sprechen Sie mit Ihrem Kind bei allen Tätigkeiten (beim Wickeln, An- und Ausziehen, Baden, Füttern, Spielen usw.), damit es die Sprache immer wieder in all ihren Bestandteilen (Laute, Lautverbindungen, Wörter, Sätze, Sprechmelodie, Sprachrhythmus, Stimmklang usw.) hören kann und von anderen Umgebungsgeräuschen unterscheiden lernt.

In den folgenden Abschnitten möchte ich Ihnen Hilfen und Tipps für die weiteren Entwicklungsabschnitte vorstellen. Viele dieser Spiele sind in erster Linie für kleine Kinder von ca. 2 bis 3, maximal 4 Jahren gedacht. Mit etwas Fantasie können Sie manches Spiel dem Alter entsprechend erweitern oder „abwandeln".

> Bei allen Spielen sollen die Interessen, das Alter und der gesamte Entwicklungsstand des Kindes berücksichtigt werden. Deshalb müssen Sie die Spiele speziell für Ihr Kind auswählen. Nicht jedes Spiel ist für jedes Kind und für jeden Zeitpunkt geeignet.

Die Lallphase

In der Lallphase haben die Kinder in erster Linie Freude an der Eigenproduktion: Sie spüren ihre Lippen, die Zunge, den Gaumen und das Gaumensegel, während sie spielerisch die unterschiedlichsten Laute bilden. Das Gaumensegel nehmen sie wahr, wenn sie Rachenlaute wie / gr / kr / rrr / ggg / u.Ä. bilden, ebenso macht es ihnen Freude, die Zunge in unterschiedlichen Positionen (Stellungen) zu bewegen. Die Lippen spüren sie bei der Bildung von / bbb / ppp / und / m / am besten. Vor allem aber haben hörende Kinder Freude an dem Klang dieser selbst produzierten Laute und wiederholen sie deshalb immer wieder. Bei Kindern, die in der Lallphase gar nichts oder nur sehr wenig hören können, fällt meistens auf, dass sie schon nach kurzer Zeit deutlich weniger oder gar nicht mehr lallen. Durch die mangelnde auditive Selbstwahrnehmung (Hören der eigenen Laute) verlieren sie den Spaß an dem Lallen und der Stimmgebung. Somit werden ihre „Sprechwerkzeuge" (Artikulationsorgane: Lippen, Zunge, Gaumen, Gaumensegel) und auch ihre Stimme nicht so intensiv wie bei hörenden Kindern trainiert.

Da Ihr Kind mit dem CI nun auch endlich diese Laute wahrnehmen bzw. hören kann, ist es sinnvoll, diese entscheidende Phase der Sprachentwicklung mit Ihrem Kind in spielerischer Weise und selbstverständlich dem Alter entsprechend „nachzuholen". Sie können das mit ganz alltäglichen Dingen oder Spielen verbinden, sodass Ihr Kind die Laute schon bald auch über das Hören erlernen kann.

Das Imitieren von Tieren und Fahrzeugen bietet hierfür gute Möglichkeiten:

Tier / Fahrzeug	Laute		Artikulationsorgan
Kuh, Schaf, Katze	M	(muh, mäh, miau)	Lippen
Vogel	P	(piep – piep)	Lippen
Hund	W	(wau – wau)	Lippen
Ente	G	(gag – gag)	Gaumen, Zungenrücken
Auto	T	(tut – tut)	Zungenspitze
Feuerwehr	T	(tatü – tata)	Zungenspitze
Eisenbahn	Sch	(sch-sch-sch oder Tsch)	Zunge, Lippen (stülpen)
Traktor	B	b b b b b b	Lippen

Aber auch das Singen von einfachen Kinderliedern auf den Silben „la-la-la" oder auch „ba-ba-ba" fördert die Wahrnehmung und Beweglichkeit von Lippen und Zunge.

Förderung der Nachahmung / Anregungen zur Eigenproduktion

Der Unterschied von Nachahmung und Eigenproduktion:
Nachahmung: Kind versucht Bewegungen, Handlungen, Stimmen, einzelne
                  oder mehrere Laute, später Wörter und Sätze nachzuahmen
Eigenproduktion: Kind „produziert" (bildet) spontan (von sich aus) Stimme und
                  Laute, später Wörter und Sätze

Sicher haben Sie schon bemerkt, dass kleine Kinder in einer bestimmten Entwicklungsphase versuchen alles nachzuahmen. Sie lernen am besten, indem sie die Dinge selbst ausprobieren. Ganz ähnlich ist es mit der sprachlichen Entwicklung. Die Kinder lernen die einzelnen Laute, später Wörter und Sätze wie bereits oben beschrieben durch das Hören aber auch durch die **Nachahmung** und die spielerische „Eigenproduktion". Sprechmelodie, Rhythmus und Tonfall der Sprache können stets leichter nachgeahmt werden als Laute, Wörter oder gar Sätze.

Spielerische Anregungen

■ Luftballonspiel

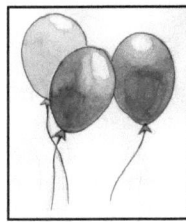

Sie brauchen dafür: Einen Luftballon.

*Spielidee:*Halten Sie den aufgeblasenen Luftballon zwischen beiden Händen in ca. 10 cm Abstand vor Ihren Mund. Summen Sie hinter dem Luftballon einen Ton (z.B. mmmm oder oooh). Lassen Sie nun Ihr Kind den Luftballon halten und diese „Töne (Vibrationen) fühlen". Schon bald wird Ihr Kind Freude am „Fühlen dieser Töne" bekommen und diese nachahmen.

➜ **Ziel: Eigene Stimme fühlen und dadurch Nachahmung und Eigenproduktion anregen**

■ Spielen mit der Stimme

Sie brauchen dafür: Eine Pappröhre (von Haushaltsfolie oder auch eine mit Buntpapier beklebte Toilettenpapier-Papprolle).

Spielidee: Halten Sie sich die Pappröhre wie ein Mikrofon vor den Mund und „tönen" (uuh/aah/iih oder ähnliche Laute) oder singen Sie dort hinein. Halten Sie danach die Pappröhre Ihrem Kind vor den Mund und zeigen Sie ihm, dass es auch „hinein tönen" kann.

Spielvariationen: Ebenso können Sie eine Öffnung in einen Karton schneiden und dort hinein Laute oder Silben (bababa oder mamama) sprechen. Ihr Kind wird es sicher nachmachen wollen, wenn es sieht, dass es Ihnen Spaß macht.

Aber auch unter einem Tuch kann man mit der Stimme die verschiedensten Geräusche produzieren. Hängen Sie sich dazu nur ein einfaches Tuch über den Kopf. Meistens zieht das Kind das Tuch sofort weg und wird sich selbst das Tuch über den Kopf hängen und die Töne oder Geräusche nachahmen.

➜ **Ziel: Das Kind auf die unterschiedlichen Möglichkeiten der stimmlichen Äußerungen aufmerksam machen und zur Nachahmung anregen**

◼ Indianerspiel

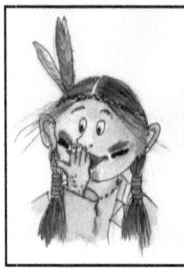

Sie brauchen dafür: Zwei Federn oder anderen Indianerschmuck, ein Tuch und – wenn vorhanden – eine große Kiste oder großen Ball (Pezziball).

Spielidee: „Verkleiden" oder „schmücken" Sie sich mit Ihrem Kind als Indianer. Oft reicht dafür schon eine Feder im Haar. Das Anschauen von Bildern über Indianer kann Ihrem Kind helfen, die Zusammenhänge besser zu verstehen. Zeigen Sie Ihrem Kind, wie sich Indianer rufen können, indem Sie mit der flachen Hand locker Ihren Mund auf und zu „schlagen", während Sie mit Ihrer Stimme aah/ooh/uuh oder andere Laute tönen. Rufen Sie sich jetzt mit Ihrem Kind im Wechsel. Sie können hierbei alle Vokale (Selbstlaute: a/e/i/o/u) mit dem Kind üben.

Spielvariationen: Verstecken Sie sich unter einem Tuch, hinter einer Kiste o.Ä., sodass Ihr Kind vor allem das Gehörte nachahmt und nicht von den Lippen ablesen kann.

➡ **Ziel: Hören, unterscheiden und nachahmen von Vokalen**

◼ Auf dem Bauernhof

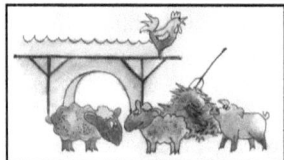

Sie brauchen dafür: Spielzeugtiere, die auf einem Bauernhof leben, einen Stall (hierfür reicht ein leerer Pappkarton), Wiese, Weide (ein grünes Blatt Papier), Futter (Brotkrumen, Wasser o.Ä., auch Papierschnipsel sind als Ersatz möglich).

Spielidee: Stellen Sie die Tiere in den Stall, indem Sie jedes der Tiere mehrmals deutlich imitieren (die Laute des Tieres nachahmen), zeigen Sie z.B. das Schaf und sagen zu Ihrem Kind: „Das Schaf geht in den Stall." – „mäh-mäh-mäh" usw. Sind alle Tiere im Stall untergebracht, holen Sie z.B. mit einem Traktor das Futter. Während Sie oder Ihr Kind den Traktor bewegen, imitieren Sie das Motorgeräusch: bbbbbbb. Am Stall angekommen, müssen nun alle Tiere herausgerufen werden. Motivieren Sie Ihr Kind, mit Ihnen oder auch allein die Tiere zu rufen.

➡ **Ziel: Imitieren von Tierstimmen, Förderung der Lautbildung**
   (s. Tabelle: Lallphase)

Wenn Ihr Kind keine Laute nachahmt, dann versuchen Sie ihm die Spielidee verständlich zu machen, indem Sie eine kleine bunte Pappscheibe (oder einen Deckel von einem Pappkarton oder ein Stück Papier) in ca. 5 cm Abstand vor Ihren Mund halten, während

Sie ein Tier imitieren. Zeigen Sie mit dem Finger ans Ohr, um zu verdeutlichen, dass Sie etwas hören können. Halten Sie dann die Pappscheibe als Aufforderung zum „Rufen des Tieres" in gleichem Abstand vor den Mund des Kindes. Wenn Ihr Kind keinen Laut von sich gibt, dann zeigen Sie ihm durch eine Geste, dass Sie noch nichts hören können. Wiederholen Sie, wenn nötig, diese Aufforderung bis zur Nachahmung.

Förderung der Mundmotorik

Sollte Ihr Kind Schwierigkeiten haben, bestimmte Laute locker und spielerisch zu bilden, dann können **mundmotorische Spielereien** hilfreich sein. Einige Anregungen finden Sie in den folgenden Spielen.

■ Schleckerkatze

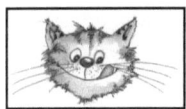

Sie brauchen dafür: Spiegel, Joghurt oder Quark, Milch o.Ä.

Spielidee: Streichen Sie Ihrem Kind ein wenig Joghurt um den Mund. Ihr Kind soll nun alles ablecken. Vor dem Spiegel können sie zusammen schauen, ob alles sauber ist, oder auch beim Ablecken zusehen.

Spielvariation: Tippen Sie nur bestimmte Stellen am Mund mit Quark o.Ä. an, sodass Ihr Kind jetzt ganz gezielt lecken muss, z.B. rechter oder linker Mundwinkel usw.

➜ **Ziel: Lockere und gezielte Beweglichkeit der Zunge**

■ Blas- und Pustespiele

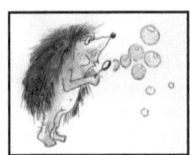

Sie brauchen dafür: Trinkhalme, Watte oder leichte und rollende Gegenstände, Papier, Schere, Klebeband.

Spielidee: Schneiden Sie aus dem Papier eine Sonne aus und befestigen Sie diese mit etwas Klebeband auf dem Tisch. Legen Sie mehrere kleine Wattebällchen als Wolken über die Sonne. Nun darf Ihr Kind alle Wolken wegpusten.

Spielvariationen: Legen Sie aus Bausteinen einen Weg, den Sie rechts und links begrenzen, auf den Tisch, so das eine Rinne entsteht. Zwischen den Bausteinen sollen nun verschiedene Dinge entlang gepustet werden (z.B. leere Pflaster- oder Garnrolle, Tischtennisbälle oder auch kleine leichte Autos).

➜ **Ziel: Förderung des Mundschlusses, gezielte Lippenspannung, dosierte Ausatmung durch den Mund (der Trinkhalm soll stets in der Mitte der Lippen gehalten werden!)**

■ Clownspiel

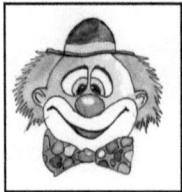

Sie brauchen dafür: Einen Spiegel.

Spielidee: Spielen Sie mit Ihrem Kind Clown, indem Sie zusammen vor dem Spiegel Faxen machen: Mit geschlossenem Mund die Lippen spitzen und breit ziehen, mit geöffnetem Mund die Lippen spitzen und breit ziehen, die Zunge heraus strecken und wieder im Mund verschwinden lassen, die Zunge außerhalb des Mundes hin und her bewegen, die Zunge innerhalb des Mundes hin und her bewegen, mit der Zunge bei geschlossenem Mund in die Wange „boxen" oder mit der Zunge schnalzen u.v.m.

➜   **Ziel: Lockerung von Lippen- und Zungenbewegungen. Förderung der gezielten Beweglichkeit von Lippen und Zunge**

Die Phase der Einwortsätze

Wenn Ihr Kind sich an das Hören mit dem CI gewöhnt hat, wird es sicher bald merken, dass dies für die Kommunikation (Verständigung untereinander) ganz wichtig ist. Während in der ersten Zeit des Hörens die Wahrnehmung der Prosodie (Stimmklang und Sprachrhythmus) im Vordergrund standen, entwickelt sich nun zunehmend das Sprachverständnis von Wörtern und Sätzen. Das Sprachverständnis wird sich erfahrungsgemäß schneller entwickeln, als die sprachlichen Äußerungen Ihres Kindes es zeigen. Ihr Kind wird nun vieles verstehen, obwohl es noch nicht in der Lage ist, diese Wörter oder gar Sätze selbst zu sprechen. Langsam entstehen die so genannten Einwortsätze. Mit nur einem Wort wird Ihr Kind Ihnen nun deutlich sagen, was es möchte bzw. nicht möchte. Dies zeigt sich vor allem am Tonfall: Sagt Ihr Kind z.B. nur das Wort „Ball", werden Sie am Stimmklang erkennen, was Ihr Kind damit meint:

■ klingt die Stimme bittend – möchte es den Ball haben,
■ klingt die Stimme energisch – ist es vielleicht „sauer", dass jemand den Ball weggenommen hat,
■ oder klingt die Stimme traurig – rollt möglicherweise der Ball gerade weg.

Oft ahmen die Kinder stimmlich auch nur den Sprachrhythmus nach, bevor sie einzelne Wörter deutlich sprechen können.

Auch in dieser Phase können Sie Ihrem Kind spielerisch helfen, mögliche Entwicklungsdefizite (Entwicklungsrückstände) aufzuholen. Dazu einige Anregungen:

■ „Guck-guck-da"

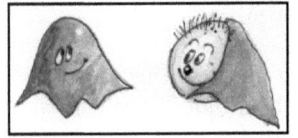

Sie brauchen dafür: Ein Tuch.

Spielidee: Hängen Sie sich das Tuch über den Kopf und rufen Sie „Guck- guck". Während Sie gleich anschließend „da" rufen, ziehen Sie sich das Tuch vom Kopf herunter. Wenn Sie dies Ihrem Kind einige Male vorgemacht haben, rufen Sie nur noch „Guck- guck" und warten einen Moment, sodass Ihr Kind die Möglichkeit hat, Ihnen das Tuch vom Kopf zu ziehen und vielleicht schon selbst „da" zu sagen. Wenn Ihr Kind nichts zu dieser Handlung spricht, sagen Sie „da".

Spielvariation: Wenn Ihr Kind Spaß daran hat, dann hängen Sie jetzt das Tuch über den Kopf des Kindes und warten Sie, bis das Kind versucht „Guck- guck" zu rufen. Bleibt es still, dann übernehmen Sie die Rolle und rufen diese Wörter.

→ **Ziel: Konzentriertes Hören auf Sprache und sprachliche Äußerungen zur richtigen Zeit.**

■ „Komm her – geh weg"

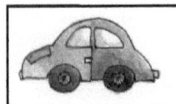

Sie brauchen dafür: Einen Ball oder ein Spielzeugauto, diverse andere Spielgegenstände, welche rollen können.

Spielidee: Setzen Sie sich Ihrem Kind gegenüber auf den Fußboden. Halten Sie (je nach verfügbarem Platz) ca. 2 bis 3 Meter Abstand voneinander. Das Kind bekommt zuerst den Ball. Sie rufen: „Ball komm her" und unterstützen zu Beginn Ihre Aufforderung mit einer Handbewegung, sodass Ihr Kind verstehen kann, was Sie meinen. Nachdem das Kind den Ball zu Ihnen gerollt hat, verdeutlichen Sie Ihrem Kind, dass es jetzt ebenso rufen muss, um den Ball zu bekommen. Auch wenn Ihr Kind nur eines der Wörter in ähnlich klingender Weise gerufen oder nur den Sprachrhythmus nachgeahmt hat, rollen Sie den Ball zu ihm zurück.

Spielvariation: Spielen Sie mit Autos und anderen rollenden Spielsachen in gleicher oder ähnlicher Weise. Verwenden Sie zu Beginn ganz kurze Sätze, z.B. nur „komm" (mit unterstützender Gestik), damit Ihr Kind die Möglichkeit hat, das Gesprochene zu wiederholen.

→ **Ziel: Förderung von Sprachverständnis und sprachlichen Äußerungen in Einwortsätzen**

■ „Mach auf – mach zu"

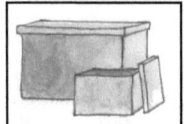 *Sie brauchen dafür:* Verschiedene Schachteln oder Dosen, die möglichst ineinander gesteckt werden können.

Spielidee: Stecken Sie viele Schachteln oder Dosen ineinander und halten Sie dann die Schachtel Ihrem Kind zum Öffnen hin. Wiederholen Sie immer wieder die Aufforderung „Mach auf!", bis alle Schachteln zum Vorschein gekommen sind. Beim Ineinanderstecken begleiten Sie die Handlung mit dem Satz „Mach zu!" Versuchen Sie die Spannung zu erhöhen, indem Sie in die innerste Schachtel eine kleine Überraschung für Ihr Kind stecken. Halten Sie nun die Schachtel zu, bis Ihr Kind Sie auffordert „auf". Wiederholen Sie dieses Spiel wie oben beschrieben und warten Sie jedes Mal, bis Ihr Kind Ihnen „auf" oder „zu" sagt.

Spielvariationen: Ebenso können Sie mit einer Taschenlampe oder am Lichtschalter „Mach an – mach aus" spielen.

➡ **Ziel: Sprachliche Anregung für Einwortsätze. Durch die spielerische Handlung soll Ihr Kind nicht nur diese Wörter kennen und verstehen lernen, sondern vor allem erleben, welche Wirkung die selbst gesprochenen Wörter haben.**

Das Spiel soll in erster Linie Spiel bleiben und darf sich nicht zu stereotypen (einseitigen) Übungen entwickeln! Freude und Spaß dürfen dabei nicht verloren gehen!

Vom Ein- zum Zweiwortsatz

Beim Spielen mit der Puppe oder dem Teddy können Sie Ihr Kind in vielfältiger Weise zu Mehrwortsätzen anregen: Die **Puppe** oder der **Teddy schläft, liegt, weint, trinkt** usw. Ihr Kind erlebt hierbei die so genannten Substantiv-Verbverbindungen. Ein Gegenstand mit der dazugehörigen Tätigkeit wird wahrgenommen und kann bald selbst benannt werden.

Ebenso können die oben beschriebenen Spiele „Mach auf! – „Mach zu!" oder „Komm her!"- „Geh weg!" zum Zweiwortsatz erweitert werden.

Wenn Ihrem Kind Zweiwortsätze schwer fallen, dann können Sie Ihrem Kind die Wahrnehmung und das Sprechen von Zweiwortsätzen erleichtern, indem Sie das vom Kind bisher noch nicht gesprochene Wort betonen. Wenn nötig können Sie dies auch taktil unterstützen, indem Sie Ihr Kind bei jedem Wort (also 2-mal) die Hand oder den Arm leicht berühren oder drücken.

Wortschatzerweiterung

Wenn bei Ihrem Kind die Aufmerksamkeit für das Hören von Sprache geweckt wurde, werden Sie merken, wie schnell sich der Wortschatz Ihres Kindes erweitert. Der so genannte **passive Wortschatz** (Wörter, welche das Kind verstehen, aber noch nicht sprechen kann) wird während der gesamten Sprachentwicklung stets umfangreicher sein als der so genannte **aktive Wortschatz** (Wörter, welche das Kind selbstständig, spontan sprechen kann). Durch die Schädigung des Gehörs vor oder während der Sprachentwicklung kann sich auch der Wortschatz dieser Kinder nicht dem Alter entsprechend entwickeln. Durch gezielt eingesetzte Spiele und/oder einige Tipps für den sprachlichen Umgang im Alltag kann dieser „Rückstand" im Laufe der Zeit ausgeglichen werden. Auch hierbei sollte man sich an der altersgerechten Sprachentwicklung orientieren (s. Tabelle und deren Beschreibung auf Seite 30 f), um das Kind nicht zu überfordern.

> **Der Wortschatz wächst, indem Sie mit Ihrem Kind viel sprechen, ihm die Dinge und Handlungen dem Alter entsprechend erklären, vor allem aber mit ihm gemeinsam etwas tun und spielen. Verwenden Sie in der ersten Zeit kurze, für das Kind verständliche Sätze.**

Wortschatzerweiterung im Alltag

Da sich im Alltag sehr viele Handlungen täglich wiederholen, haben die Kinder gute Möglichkeiten ihre Umwelt kennen zu lernen, Tätigkeiten zu beobachten, aber auch die Sprache zu erfahren. Sie lernen die Wörter und die dazugehörigen Gegenstände, Tätigkeiten, Eigenschaften und deren Zusammenhänge kennen.

Man spricht deshalb auch von einem **handlungsorientierten Spracherwerb**.
Wie bereits beschrieben, helfen Sie Ihrem Kind in der sprachlichen Entwicklung, indem Sie alle Dinge benennen und Ihre Handlungen mit kurzen Sätzen begleiten. Die ganz alltäglichen Dinge bieten hierfür hervorragende Möglichkeiten.

Beim Essen kann Ihr Kind auch durch Ihre Fragen neue Wörter dazulernen, z.B. „Was möchtest du trinken?" Das Kind kann diese Frage zuerst vor allem durch die dazugehörige Situation und Handlung verstehen. Antwortet es in der ersten Zeit nur durch Gestik (zeigen), so verstärken Sie diese Antwort mit dem Satz: „Du möchtest Saft." Später wird Ihr Kind selbst „Saft" sagen können. Fragen Sie dann nach Apfel- oder Orangensaft, erweitert sich der Wortschatz. Ihr Kind wird auch bald, sicher noch nicht korrekt artikuliert (richtig ausgesprochen), aber für Sie verständlich, „Apfelsaft" sagen können.

Beim An- und Ausziehen können die Kleidungsstücke benannt werden. Schon bald wird auch Ihr Kind verstehen, ob es die Schuhe oder die Jacke anziehen soll. Indem Sie Ihrem Kind erklären, weshalb es bestimmte Sachen anziehen soll, lernt es nicht nur die Zusammenhänge, sondern auch immer mehr Wörter kennen, kann diese verstehen und hoffentlich auch bald selbst sprechen.

Im Badezimmer wird sicher das Wasser für jedes Kind am interessantesten sein. Aber es bieten sich auch hier genug Möglichkeiten, den Wortschatz des Kindes zu erweitern. Dazu einige Tipps:

Körperteile kennen lernen:
- „Wasch die **Nase!**"-> die **Ohren**, die **Hände** usw.
- „Mach Seifenschaum an den **Bauch!**"-> die **Beine** usw.
- „Mach Mamas **Arme** nass!"

Gegenteile kennen lernen:
- „Dreh das Wasser **auf!** – „Dreh das Wasser **zu!**"
- „Dreh das **kalte** Wasser auf!" – „Dreh das **warme** Wasser auf!"
- „Sind die Füße **nass?**" – „Sind die Füße **trocken?**"

Ebenso können Sie bestimmte Dinge mit Ihrem Kind in folgenden Alltagssituationen üben: **Auf dem Spielplatz, auf der Straße, im Garten, im Zoo oder im Wald** usw.

Zusätzliche Erklärungen und Spiele zu den entsprechenden Themen unterstützen die Sprachentwicklung und helfen Ihrem Kind, die Defizite aufzuholen.

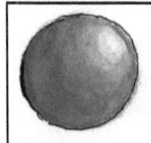

Beim Ballspiel: „Das ist **der Ball.**" / „Das ist der **große** Ball." / „Das ist der **kleine** Ball." / „Der Ball ist **rund.**" / „Der Ball kann **rollen.**" usw. Ihr Kind kann den Ball im Spiel <u>begreifen</u> und mit allen Sinnen spüren. Dadurch wird das Erlernen und Einprägen der Begriffe und Wörter wesentlich erleichtert.

> **Für die Wortschatzerweiterung eignen sich neben dem Erleben von sprach-begleitenden Handlungen (in Alltagssituationen und im Spiel) auch das gemeinsame Anschauen und Erzählen von Fotos, Bildern und Bilderbüchern.**

Themenorientiert spielen und den Wortschatz erweitern: Auch hierfür einige Beispiele:

▣ Feuer

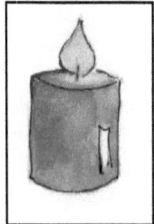

Mögliche Wörter: heiß, Kerze, Streichholz, anzünden, verbrennen, auspusten usw. Feuerwehr, Flammen, brennen oder löschen, usw.

Handlung: Zünden Sie mit Ihrem Kind eine Kerze an. Zeigen Sie ihm, dass die Flamme heiß ist, dass man sie auspusten kann. Lassen Sie die Kerze von Ihrem Kind auspusten. Versuchen Sie Ihrem Kind deutlich zu machen, wie gefährlich das Feuer sein kann, welche Dinge brennen usw.

Malen Sie dazu die Dinge auf ein Blatt Papier oder schneiden Sie dazu Bilder aus und kleben Sie diese mit Ihrem Kind auf das Papier.

Erweiterung des Themas: Malen Sie mit Ihrem Kind ein Haus. Malen Sie Flammen an das Dach und erklären Sie Ihrem Kind wieder, dass dieses Feuer sehr heiß und gefährlich ist und alles verbrennen kann. Malen Sie eine Feuerwehr oder nehmen Sie eine Spielzeugfeuerwehr, um das Feuer zu löschen. Ahmen Sie mit Ihrem Kind das Warnsignal der Feuerwehr nach. Natürlich können Sie dies alles auch anhand eines Bilderbuches oder Fotos erklären.

■ Jahreszeiten

Mögliche Wörter: **Frühling:** Blumen blühen oder Vögel singen
Sommer: Sonne, warm, baden, schwimmen, Eis essen oder Urlaub
Herbst: Äpfel oder Birnen, Pflaumen, reif, Kastanien sammeln, Blätter fallen, Laub fegen, Wind oder Drachen steigen
Winter: kalt, Schnee, Schlitten, Ski, Eis, See oder Pfützen, gefroren, Vogelhaus, Futter

Handlung: Gehen Sie mit Ihrem Kind hinaus. Schauen Sie sich die Natur an und nehmen Sie sich der Jahreszeit entsprechend etwas mit nach Hause. Im Winter ist auch Schnee möglich, so kann Ihr Kind spüren, dass dieser schmilzt und Sie können erklären, dass dies mit der Wärme zu tun hat. Zeigen Sie Ihrem Kind Bilder zu den Jahreszeiten, z.B. wie sich ein Baum verändert oder Ähnliches.

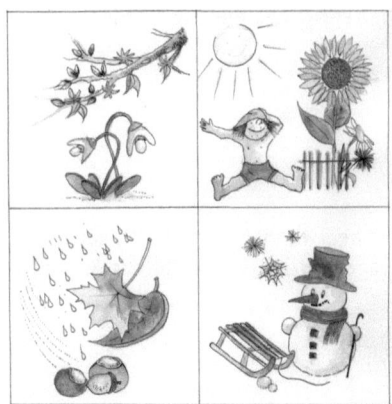

Illustrieren Sie das Thema: Unterteilen Sie ein großes Blatt Papier in vier gleiche Teile. Malen Sie für jede Jahreszeit etwas Typisches in je ein Feld. Legen Sie für jede Jahreszeit eine extra Seite an. Suchen Sie mit Ihrem Kind Bilder (aus Zeitschriften oder auch Fotos) und ordnen Sie diese gemeinsam den Jahreszeiten zu. Begleiten Sie alles sprachlich. Stellen Sie Ihrem Kind immer wieder einfache Fragen zum Thema. Mögliche Fragen dazu: **WARUM? – WEIL!**

„Warum muss man im Winter eine Mütze aufsetzen?" – „Weil es kalt ist!"
„Warum muss man im Winter die Vögel füttern?" - „Weil alles gefroren ist!"

■ Tageszeiten

Die Wörter zu den Tageszeiten lernt Ihr Kind sicher sehr bald, wenn Sie diese immer wieder zur rechten Zeit benennen. Ähnlich wie oben beschrieben können Sie Ihrem Kind andere zeitliche Begriffe wie Tageszeiten und später die Wochentage verdeutlichen, indem Sie Ihrem Kind bestimmte Erlebnisse der Tageszeit entsprechend aufmalen:

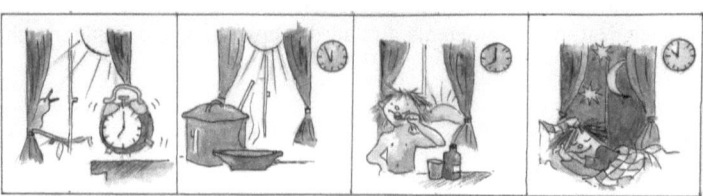

Weitere Themen
Wo die Tiere leben / Was die Tiere fressen / Das Wetter / Bedeutung des Wassers in der Natur und im Alltag usw.

Durch Illustrationen, gemalte oder ausgeschnittene und aufgeklebte Bilder und durch Fotos können Sie alle Themen häufig wiederholen, sodass sich Ihr Kind die Wörter, Sätze und Zusammenhänge gut einprägen kann. Es wird immer wieder zu sprachlichen Äußerungen angeregt, indem es den anderen Familienmitgliedern, der Oma, den Freunden oder auch den Therapeuten diese „Werke" zeigen und dazu erzählen kann.

> Legen Sie am besten eine Mappe oder ein Heft („Erfahrungsbuch") an, in dem Sie die wichtigsten Themen, Erlebnisse, Verse oder auch Übungsabschnitte in Bildern und Fotos mit kurzen Sätzen festhalten. Nicht nur Sie werden sich später gern an so manche Dinge erinnern, sondern vor allem Ihr Kind kann voll Stolz zu den jeweiligen Bildern etwas erzählen.

Weshalb Fragen wichtig sind

Die so genannten „W-Fragen": Wo, was, warum, wer, wann, wohin, womit spielen in der Sprachentwicklung eine große Rolle. Das Fragealter ist typisch für das 3. und 4. Lebensjahr.

> Das Kind lernt durch Fragen Beziehungen zwischen Objekten und Handlungen kennen.
> Durch Fragen wird das Wissen erweitert.
> Durch „WARUM-FRAGEN" werden ZUSAMMENHÄNGE ergründet.
> Durch „WANN-FRAGEN" werden ZEITBEGRIFFE ergründet.
> Durch Fragen wird die Sprache strukturiert.
> Durch Fragen kann das Kind zu sprachlichen Äußerungen angeregt werden.

Das Sprechen von Mehrwortsätzen

Auch **durch Rollenspiele** können Sie Ihr Kind zum Sprechen von Mehrwortsätzen anregen.

Beliebte Möglichkeiten für Rollenspiele sind folgende Themen: Tiere, Puppendoktor, Mutter-Vater-Kind-Spiel, einfache Geschichten und Märchen.

Anregungen für das 2. und 3. Lebensjahr

■ Tiere spielen

Sicher hat Ihr Kind ein Tier besonders gern.

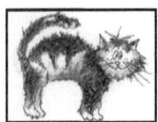 Übernehmen Sie die Rolle des Lieblingstieres Ihres Kindes. Betteln Sie um Futter, indem Sie das Tier stimmlich imitieren und zeigen, dass es Hunger hat. Lassen Sie sich von Ihrem Kind füttern. Lecken Sie sich Ihre Lippen und Zähne kreisförmig ab (fördert die Mundmotorik) und zeigen Sie stimmlich, ob das Futter gut oder nicht schmeckt. Ebenso können Sie verdeutlichen, ob Sie satt sind oder noch mehr möchten, ob Sie spielen, schlafen oder gestreichelt werden möchten.

All diese Dinge können (sollten) Sie auch sprachlich in einfachen Sätzen begleiten, z.B.:
Die Katze:
„Miau-miau ich habe Hunger!"
„Noch mehr!"
„Nein, das mag ich nicht!"
„Miau-miau ich möchte schlafen." usw.

Sicher wird auch Ihr Kind gern diese Rolle spielen. Hierbei ist es wichtig, dass Sie wieder alle stimmlichen und sprachlichen Äußerungen Ihres Kindes aufgreifen und in kurzen einfachen Sätzen richtig „widerspiegeln":
„Du möchtest Futter!"
„Ach, du möchtest das nicht fressen."
„Oh, du bist müde."
„Komm her, hier kannst du schlafen." usw.

Auch wenn es für Sie manchmal etwas langweilig wird, immer wieder die gleichen Dinge spielen und wiederholen zu müssen, sollten Sie unbedingt auf die Wünsche Ihres Kindes eingehen, denn Sie helfen ihm dadurch, sich auch sprachlich weiterzuentwickeln. Ihr Kind wird durch diese Spiele zu immer längeren sprachlichen Äußerungen (Mehrwortsätzen) angeregt.

Anregungen für das 3. und 4. Lebensjahr

■ Doktorspiele

Sie sind in diesem Alter von besonderem Interesse. Die Kinder lernen dadurch ihren Körper (die Körperteile), Äußerungen bei Schmerz und dementsprechend kleine „Behandlungshilfen" kennen. Die emotionalen Äußerungen („Au, das tut weh!") wecken besondere Aufmerksamkeit. Natürlich wollen sie bei den meisten „Verletzungen" nur, dass man pustet und ein Pflaster aufklebt. Mit Puppen und Teddys kann man diese Spiele erweitern. Auch wenn Sie keine Puppendoktor-Instrumente zur Hand haben, können Sie mit Ihrem Kind und der Puppe spielen, wie Sie Fieber messen oder in den Hals schauen:
„Der Hals tut weh?"
„Da muss ich in den Hals schauen. Mach bitte den Mund auf."
„Oh, da müssen wir einen Schal um den Hals wickeln."
„Die Puppe ist krank. Die Puppe muss ins Bett." usw.

Die so genannten „Mutter-Vater-Kind-Spiele" bereiten auch in diesem Alter viel Spaß. Je nach Wunsch des Kindes werden die Rollen übernommen und können mit Puppen und Teddys in allen Größen gespielt werden. Das Baby und die Mama sind hierbei entscheidende Personen. Das Baby braucht immer Hilfe, schreit oder schläft, muss gefüttert oder frisch angezogen und gewickelt werden. Da es noch nicht sprechen kann, können viele Fragen in das Spiel einbezogen werden:
„Warum weint das Baby?"
„Warum muss das Baby schlafen?"
„Warum muss das Baby eine Jacke anziehen?"

➜ **Ziel:** Das Kind erlebt die alltäglichen Situationen im Spiel noch einmal intensiv. Durch die Wiederholungen lernt es nicht nur viele neue Wörter und deren Bedeutung kennen, sondern spielerisch auch viele grammatikalische Formen richtig einzusetzen.
z.B. (Das) Baby (möchte) _schlafen._ – (Das) Baby _schläft._
(Das) Baby _weint._ – (Das) Baby _hat_ (ge)_weint._
Auch der Satzbau erweitert sich dem Alter entsprechend.
z.B. (Das) Baby weint, (weil es) Hunger hat.

Die nicht in Klammern gesetzten Wörter sind mögliche Äußerungen Ihres Kindes in Zwei-Wort-Sätzen.

Sie sollten unbedingt den ganzen Satz im Spiel wertungsfrei wiederholen. D.h. Sie müssen Ihr Kind nicht immer wieder darauf hinweisen, dass es den Satz anders sprechen soll, sondern nur stets die richtige Form des Satzes noch einmal sprechen und ggf. die falsch gesprochenen Wörter stimmlich etwas hervorheben (betonen). Ihr Kind gewinnt dadurch auch das Vertrauen, dass Sie aktiv zuhören und verstanden haben, was es meint.

■ Geschichten und Märchen

Diese können erzählt, vorgelesen und auch **selbst gespielt** werden. **Das Rollenspiel** ermöglicht ein ganz intensives Erleben der Geschichte und fördert die sprachlichen Ausdrucksmöglichkeiten. Die Kinder können zeigen, ob und wie sie die Geschichte verstanden haben. Es wird deutlich, was ihnen daran besonders wichtig ist. Beginnen Sie mit einfachen, nicht zu langen Geschichten, bevor Sie Märchen spielen.

Geschichten nachspielen

☐ Lesen Sie Ihrem Kind ein Bilderbuch vor (Auswahl siehe Anhang).

☐ Geben Sie Ihrem Kind, wenn nötig, kurze und einfache Erklärungen dazu.

☐ Fragen Sie nach den Personen oder Tieren, welche in der Geschichte vorkommen.

☐ Suchen Sie mit Ihrem Kind die entsprechenden Puppen, Gegenstände oder Spielzeugtiere heraus.

☐ Ordnen Sie jetzt nach der zeitlichen Folge, d.h.: Wer macht was zuerst?

☐ Verteilen Sie die Rollen oder beginnen Sie einfach gemeinsam zu spielen. Ihr Kind wird sich dann sicher auf eine Rolle festlegen, eine Person oder ein Tier, vielleicht auch mehrere, selbst spielen wollen.

☐ Möchte Ihr Kind keine Rolle übernehmen, so beginnen Sie einfach, die Geschichte vorzuspielen. Wenn diese interessant genug für Ihr Kind ist bzw. Sie die Geschichte spannend vorspielen, lernt Ihr Kind auch durch das Zuschauen und wird vermutlich eingreifen, wenn Sie etwas „Falsches" sagen oder spielen.

☐ Durch der Rolle entsprechende Veränderungen Ihrer Stimme (freudig, traurig, tief oder hoch, laut oder leise) können Sie das Interesse und die Aufmerksamkeit Ihres Kindes erhöhen.

Am Buch *„Max und das Auto"* (siehe Anhang) möchte ich Ihnen diese Art der sprachlichen Förderung verdeutlichen:

☐ Fragen nach den **Personen:** „Wer spielt mit dem Auto?" (Max)
„Wer möchte mitspielen?" (Lisa)
„Wer kommt dazu?" (die Mama)

☐ **Gegenstände holen:** „Was brauchen wir?" (drei kleine Puppen, Max, Lisa, Mama)
„Was brauchen wir noch?" (zwei kleine Autos)

☐ **Zeitliches Ordnen:** „Was macht Max?"
„Wer möchte mit ihm spielen?"
„Wer kommt, als beide weinen?"

Zeigen Sie deutlich, wie sich Max und Lisa wegen des Autos streiten. Fragen Sie Ihr Kind immer wieder zwischendurch: „Warum weint Lisa?" / „Was macht Max?" / „Wer kommt dann?" / „Was bringt die Mama?" und spielen Sie die entsprechenden Szenen. Steigern Sie den Schwierigkeitsgrad, indem Sie längere Geschichten auswählen. Beachten Sie auch hier das Alter und die Interessen Ihres Kindes! Zum Nachspielen geeignete Bücher finden Sie im Anhang.

■ Märchen spielen

Märchen regen nicht nur die Fantasie des Kindes an, sondern sie beinhalten auch einen typischen Wortschatz, der auch Kindern mit einem CI nicht vorenthalten werden darf. Wählen Sie auch die Märchen nach Alter und Interessen Ihres Kindes aus.

Rotkäppchen: *Sie brauchen dafür:* Das Märchen mit entsprechenden Bildern, möglichst Kopien von den Bildern (oder wenn Sie können, einige Szenen grob skizzieren) bzw. anderes Bildmaterial (s. Anhang).
Vier kleine Puppen für Rotkäppchen (mit rotem Stoff /Filz/ Papier o.Ä. auf dem Kopf), sowie Mutter, Großmutter, Jäger und Wolf, ein Haus, drei Bäume, Blumen, einen kleinen Korb.

Sie können alle Figuren und Gegenstände auch auf Pappe malen oder kopieren, ausschneiden und in einen vorher eingeschnittenen Korken oder in eine Klammer stecken, sodass diese auf den Tisch gestellt werden können.

1. *Lesen Sie Ihrem Kind das Märchen vor und erzählen Sie ihm die wesentlichsten Dinge* noch einmal in kurzer Form mit eigenen Worten, d.h. mit Wörtern und Sätzen, welche für Ihr Kind leichter zu verstehen sind.
2. *Zeigen Sie Ihrem Kind die kopierten Bilder* zu den entsprechenden Szenen. Lassen Sie die *Bilder* (Kopien) von Ihrem Kind *in der richtigen Reihenfolge* nebeneinander auf den Tisch legen. Helfen Sie, wenn etwas nicht stimmt oder tun Sie es gemeinsam, wenn diese Aufgabe für Ihr Kind zu schwierig ist.
3. *Zeigen Sie nun der Reihe nach auf ein Bild und umschreiben Sie*, was zu sehen ist bzw. gerade passiert mit höchstens zwei bis drei Sätzen.
4. *Schauen Sie sich mit Ihrem Kind alle Bilder in gleicher Folge noch einmal an und lassen Sie Ihr Kind dazu erzählen.*

Auch hierbei ist wieder wichtig, dass Sie Ihr Kind für alle sprachlichen Äußerungen loben, ihm wenn nötig auch helfen und die Sätze in richtiger Form wiederholen.

5. *Drehen Sie die Bilder nun um und fragen Sie* Ihr Kind, was darauf zu sehen war.
6. *Erst jetzt holen Sie mit Ihrem Kind die nötigen Figuren* und Gegenstände. Verteilen Sie nun die Rollen. So kann Ihr Kind das Rotkäppchen spielen, während Sie alle anderen Figuren übernehmen. Natürlich kann auch Ihr Kind mehrere Rollen spielen oder Sie tauschen die Rolle, wenn es Ihr Kind möchte.
7. *Lassen Sie zu Beginn die Bilder in richtiger Reihenfolge als Hilfe liegen.* Schauen Sie bei Schwierigkeiten die jeweiligen Bilder noch einmal gemeinsam an und verdeutlichen Sie dadurch die entstandenen Fehler.
8. *Spielen Sie das Märchen* wenn nötig in einer gekürzten Fassung (je nach Konzentrationsmöglichkeiten Ihres Kindes). Erweitern Sie nach und nach den Inhalt und Umfang bis hin zu einer vollständigen Erzählung.

In der ersten Zeit lassen sich folgende Sätze besonders gut lernen:

„Aber Großmutter, warum hast du denn so große Augen?"
„Damit ich dich besser sehen kann!"
„Aber Großmutter, warum hast du denn so große Ohren?"
„Damit ich dich besser hören kann!"
„Aber Großmutter, warum hast du denn so große Hände?"
„Damit ich dich besser packen kann!"
„Aber Großmutter, warum hast du denn so einen großen Mund?"
„Damit ich dich besser fressen kann!"

Durch die ständigen Wiederholungen prägen sich die Wörter und Sätze leichter ein. Ebenso können diese Sätze durch unterstützende Bewegungen verdeutlicht werden. Durch den aufregenden Inhalt werden sie für das Kind besonders interessant.

Außerdem kann die Aufmerksamkeit und das Interesse auch hier durch stimmliche Veränderungen geweckt und verstärkt werden (z.B. wird der Wolf mit ganz tiefer, die Großmutter mit dünner, hoher Stimme gesprochen).

Kennt Ihr Kind das Märchen gut, können Sie ab und zu bewusst Fehler einbauen und abwarten, ob Ihr Kinde diese bemerkt und verstanden hat. Sie können vorher auch einmal die Bilder in falscher Reihenfolge hinlegen und abwarten, ob Ihr Kind die Fehler bemerkt. Spätestens aber, wenn Sie sagen und spielen, dass das Rotkäppchen den Wolf und die Großmutter frisst, wird Ihr Kind lautstark protestieren.

| Mit Bilderbüchern
die Sprachentwicklung fördern

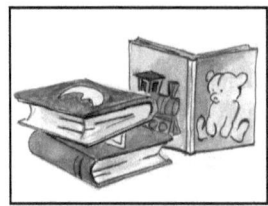 Das gemeinsame Anschauen von Bilderbüchern bereitet den Kindern nicht nur Freude, sondern es fördert das Sprachverständnis, erweitert den Wortschatz und bietet viele gute Möglichkeiten, das Kind zum Sprechen anzuregen. So werden mit den ganz kleinen Kindern häufig Bücher angeschaut, in denen auf jeder Seite nur ein Tier zu sehen ist. Beim Betrachten des Buches wird die Mutter, der Vater oder andere Personen dem Kind immer wieder sagen, welches Tier da zu sehen ist und wie dieses Tier „macht" (z.B. „Das ist das Schaf, es macht mäh-mäh." usw.) Schon bald wird das Kind Spaß daran haben und dieses „mäh-mäh" selbst nachahmen.

Tipps zur Auswahl der Bücher

- Wählen Sie die Bücher dem **Entwicklungsstand Ihres Kindes entsprechend** aus. Nicht jedes 3-jährige Kind versteht die Bilderbücher, welche für dieses Alter angeboten werden. Ebenso entsprechen nicht alle Bücher wirklich dem Alter, das angegeben ist.
- Wählen Sie die Bücher **den Interessen Ihres Kindes entsprechend** aus.
- Wählen Sie während der ersten Wochen oder Monate möglichst **Bilderbücher mit wenig Text und kurzen Sätzen** aus. Es erleichtert Ihrem Kind das Zuhören beim Vorlesen.
- Wählen Sie in der ersten Zeit **Bücher mit einfachen und klaren Bildern** aus. Das heißt, dass die Seiten nicht mit Bildern „überladen" sein sollten. Ebenso sollten **einfache Handlungen** für Ihr Kind deutlich zu erkennen sein.
- **Bilderbücher, welche die emotionale Seite Ihres Kindes berühren**, eignen sich besonders gut zum Erlernen der Sprache (Sprachverständnis und Wortschatz werden gefördert).

Sprache im Zusammenhang mit emotionalen Empfindungen erhöht die Aufmerksamkeit des Kindes. Sprache wird dadurch besser wahrgenommen, besser verstanden und besser abgespeichert, d.h. diese Dinge prägen sich dem Kind besser ein, es kann sich diese Dinge besser merken.

Empfehlungen für besonders gut geeignete Bücher siehe Anhang!

Tipps für das gemeinsame Anschauen von Bilderbüchern

Es ist wichtig, dass Sie Ihrem Kind zu den jeweiligen Bildern auch **altersgerecht** etwas erzählen.

Aber „überschütten" Sie Ihr Kind nie mit langen Vorträgen oder unverständlichen Erklärungen. Verwenden Sie kurze Sätze mit verständlichen Wörtern (keine Fremdwörter, dem Alter entsprechende Wörter auswählen). Wörter, die Ihr Kind noch nicht versteht, sollten Sie in einfacher Weise umschreiben oder erklären können. Verstärken Sie Ihre Erzählungen durch emotionale Äußerungen.

z.B. „Das Kind ist hingefallen." Emotionale Verstärkung: „Au- au- au, das tut weh."

„Das Kind weint." Emotionale Verstärkung: „Huh- huh- huh ..."

Solche Äußerungen heben sich auch durch die Klangveränderung der Stimme von den anderen Sätzen ab und erhöhen dadurch die Aufmerksamkeit des Kindes. Ebenso erleichtern sie das Verstehen.

Sprechen Sie nicht in der „Babysprache"! Sie erschweren Ihrem Kind dadurch das Sprachverständnis und es prägt sich falsche Wörter bzw. Sprechmuster ein. Wiederholen Sie die Äußerungen Ihres Kindes. Auch wenn sich Ihr Kind in der ersten Zeit nur durch Gestik, Mimik oder einzelne Laute verständlich machen kann, sollten Sie diese Dinge unbedingt aufgreifen und in sprachlich korrekter Form wiederholen. Gehen Sie stets auf die Interessen des Kindes ein, damit es die Lust beim Anschauen von Bilderbüchern nicht verliert. Unterstützen Sie Ihr Kind in seinen Formulierungsversuchen. Stellen Sie in der ersten Zeit vorwiegend einfache Fragen. Die so genannten „Wo- und Was-Fragen" erleichtern zu Beginn das Sprachverständnis und ermöglichen dem Kind eine einfache Antwort.

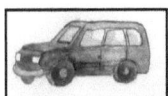

z.B. „Was ist das?"
„(Ein) Auto." oder „Wo ist das Auto?"
→ Kind zeigt das Auto.

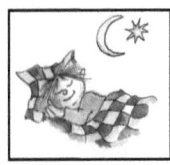

z.B. „Was macht der Junge?"
„(Er) schläft (schlafen)."
oder „Wo ist der Junge?"

Erweitern Sie die Fragen langsam, wenn Sie merken, dass Ihr Kind die einfachen Fragen gut verstehen kann.

Schauen Sie diese Bilderbücher mit Ihrem Kind immer wieder an. Durch häufiges Wiederholen lernt Ihr Kind immer mehr dazu und kann sich die Dinge besser einprägen.

Lehnt Ihr Kind das Anschauen von Bilderbüchern ab, so kann dies ein Zeichen dafür sein, dass Sie Ihr Kind damit langweilen (anderes Thema suchen!) oder auch überfordern.

➔ **Ziel:** Das Sprachverständnis und der Wortschatz werden erweitert. Das Kind wird zu sprachlichen Äußerungen angeregt. Allmählich lernt das Kind in Sätzen zu sprechen. Aus den Einwortsätzen entwickeln sich die Zweiwortsätze, später die Mehrwortsätze.

| Weshalb Reime, Verse und Lieder ganz wichtig sind

Reime, Verse und Lieder sind unverzichtbare Hilfen zur Förderung der auditiven (auf das Hören bezogenen) Leistungen wie Merkfähigkeit und Differenzierung. Durch Rhythmus, Akzente und Sprechmelodie erleichtern sie das Abspeichern (Merken) des Gehörten. Auch die Sprache (z.B. Satzbau) kann leichter übernommen werden.

Hinzu kommt, dass für Kleinkinder sehr viele Verse durch Hand- und Körperbewegungen begleitet werden. Auch dies begünstigt das Lernen und Merken der Sätze. Kleine Kinder möchten Verse immer wieder hören, spielen und erleben. Diese Wiederholungen sind für jedes Kind wichtig. Zu Beginn wird es vielleicht nur einzelne Laute, Silben, Sprechmelodien oder rhythmische Teile und Bewegungen nachahmen. Da es aber auch die Laute, Lautverbindungen, Wörter und Sätze immer wieder hört, kann es diese in der ersten Zeit sicher nur bruchstückhaft, langsam aber immer umfangreicher mitsprechen.

Mit folgenden Beispielen möchte ich Ihnen einige Anregungen geben.

■ **Vers**

Hopp, hopp, hopp, Pferdchen lauf Galopp
Über Stock und über Steine,

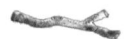

aber brich dir nicht die Beine.
Hopp, hopp, hopp, Pferdchen lauf Galopp.

Sie brauchen dafür: 3 Pappen (ca. 30 mal 30 cm), einen Stock, ein paar Steine. Springen Sie mit Ihrem Kind bei den Worten „Hopp, Hopp, Hopp" von Pappe zu Pappe und dann dem Text entsprechend über Stock und Steine. Unterstützen Sie die Wörter „aber brich dir nicht die Beine" durch einfache Gestik. Oder Sie erleichtern Ihrem Kind das Erkennen der Wortanzahl und das Nachsprechen der Wörter, indem Sie pro Wort ein Blatt Papier hinlegen. So kann Ihr Kind die genaue Anzahl der Wörter besser erkennen, den Inhalt besser verstehen und dementsprechend wiedergeben.

■ Vers

Schnipp, schnapp,   schnipp, schnapp,

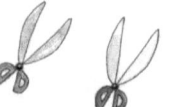 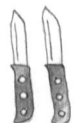

schneid mir nicht die Finger ab.

Erweiterung:
Die Schere   macht schnipp,   schnapp

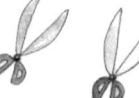

und schneidet nicht die   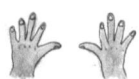   Finger ab.

■ Abzählverse

Eins, zwei, drei und du bist frei.
Ene, mene, Maus und du bist raus.
Ich und du, Müllers Kuh, Müllers Esel, der bist du.
Meck, meck, meck und du musst weg.

Mögliche Erweiterung:
Die Ziege macht meck, meck und du musst weg.

| Anregungen und Tipps zum Üben von verschiedenen Schwerpunkten

Verbesserung der Hör-Gedächtnisleistung

■ Das Einkaufspiel

Sie brauchen dafür: Viele Dinge, welche man kaufen kann (oder Kaufmannsladen), einen Korb oder Beutel (bei größeren Kindern nach Bedarf auch Spielgeld).

Spielidee: Legen Sie alle Dinge gut sichtbar auf einen Tisch und sagen Sie Ihrem Kind, welche Dinge es kaufen soll. Überfordern Sie Ihr Kind nicht durch zu umfangreiche Aufträge. Beginnen Sie mit 2-3 Dingen und steigern Sie langsam die Anzahl.

■ Kofferpacken

Sie brauchen dafür: Einen kleinen Koffer oder auch nur einen Pappkarton als Koffer.

Spielidee: Sagen Sie Ihrem Kind, welche Dinge es in den Koffer packen soll. Lassen Sie Gegenstände und Kleidungsstücke einpacken. Verfahren Sie, wie oben beschrieben.

Spielvariation: Ihr Kind soll die Dinge auch in der genannten Folge einpacken. Beachten Sie bei diesem Spiel, dass Ihr Kind zuerst die gesamte Aufforderung anhört und erst dann einpackt!

➜ **Ziel: Verbesserung der Merkfähigkeit und des Sprachverständnisses für einzelne Wörter.**

Das Üben von Präpositionen (Verhältniswörtern)

In folgenden Spielen können die Wörter: **in / im / auf / unter / vor / hinter / neben** geübt werden.

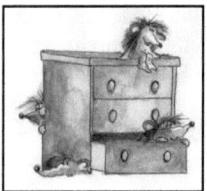

■ Versteckspiele

Verstecken Sie z.B. Spielsachen so, dass Ihr Kind diese beim Suchen problemlos erreichen kann. Um die Präpositionen zu üben, geben Sie ihm Hilfestellung, indem Sie ihm die Zielorte sagen: „Das Auto steht **hinter** dem Buch." oder: „Der Stein liegt **im** Puppenwagen." usw. Tauschen Sie die Rollen, sodass Ihr

Kind Ihnen sagen muss, wo sich die Gegenstände befinden, so übt sich Ihr Kind in der Anwendung bzw. im Sprechen dieser Wörter.

Beim Einräumen der Puppenstube (es kann auch ein aufgeschnittener Karton sein), können Sie ebenso alle diese Wörter (Präpositionen) üben, indem Sie Ihrem Kind sagen, wo es die einzelnen Möbelstücke u.Ä. hinstellen oder hinlegen soll.

Um sicher zu gehen, ob Ihr Kind die Aufforderungen richtig versteht, können Sie hin und wieder auch unlogische Anweisungen geben, wie z.b. „Stell den Teller **unter** das Bett." oder: „Leg die Puppe **in** den Schrank." u.Ä. Ihr Kind wird diese Dinge dann entsprechend ausführen oder aber protestieren, dass dies so nicht richtig ist.

Das Üben von Adjektiven (Eigenschaftswörtern)

■ Tast- und Fühlspiele

Beide eignen sich gut zum Kennenlernen von Adjektiven. Zeigen Sie Ihrem Kind die Unterschiede und benennen Sie diese.

Z.B. hart und weich: Lassen Sie Ihr Kind verschiedene Dinge mit verschlossenen Augen fühlen: Stein, Schwamm, Stift, hartes und weiches Spielzeug usw.
Laufen Sie mit Ihrem Kind barfuß über entsprechende Dinge: Kissen, Decken, Steine oder Bretter.

In ähnlicher Weise können Sie folgende Wörter üben: *dick und dünn / leicht und schwer / lang und kurz / groß und klein / warm und kalt usw.* Kennt Ihr Kind genügend Eigenschaftswörter, so können Sie mit ihm einfache Umschreibungen von Gegenständen und anderen Dingen üben.

Förderung von Sprachverständnis, Wortschatz und Satzbau durch Umschreibungen

■ Gegenstände oder Tiere erraten

Legen Sie verschiedene Gegenstände oder Spielzeugtiere in einen Karton, unter ein Tuch oder in ein kleines Säckchen. Abwechselnd nehmen Sie und Ihr Kind jetzt einen Gegenstand so in die Hand, dass der andere diesen nicht sehen kann. Umschreiben Sie diesen in einfachen, für Ihr Kind verständlichen Sätzen und lassen Sie Ihr Kind raten, was Sie in der Hand haben. Dann ist Ihr Kind an der Reihe und soll einen Gegenstand umschreiben, den Sie erraten müssen.

Es ist ratsam, mit kleineren Kindern die Gegenstände oder Tiere vorher zu betrachten und die jeweiligen Eigenschaften zu benennen.

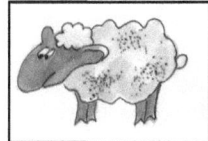 Z.B. *Das Schaf*: „Es ist ein Tier." „Es hat ein weiches Fell." „Es hat einen Schwanz." „Es frisst Gras." Zur Erleichterung bei kleinen Kindern: „Es macht mäh." Bei größeren Kindern können die Umschreibungen erweitert werden: „Es gibt uns Wolle."

➜ **Ziel: Sprachverständnis und passiver Wortschatz (Wörter, welche das Kind vom Sinn her verstehen aber oft nicht nicht selbst sprechen kann) werden geübt und erweitert. Aktiver Wortschatz und das Sprechen in Sätzen werden gefördert.**

Das Üben von bestimmten Artikeln: DER, DIE, DAS

Während schwerhörige Kinder oder Kinder mit einem CI die unbestimmten Artikel (ein, eine, einer) meist ohne besondere Übungen nach gewisser Zeit verstehen und anwenden können, bereiten die bestimmten Artikel oft größere Schwierigkeiten. Man nimmt an, dass diese kurzen, vorwiegend unbetonten Wörter von den Kindern überhört werden. Viele Therapeuten stellen (mit Recht?) das Üben von anderen Dingen in den Vordergrund und widmen diesen Wörtern erst gegen Ende der Sprachtherapie ihre Aufmerksamkeit. Haben sich die Kinder erst einmal an falsche Artikel gewöhnt oder diese ganz weggelassen, so fällt es ihnen unter Umständen sehr schwer, sich die richtige Form einzuprägen.

Um den Kindern das Erlernen der bestimmten Artikel zu erleichtern, sollten Sie die Wörter **DER, DIE** und **DAS** bei bestimmten Spielen oder über einen gewissen Zeitraum beim Erzählen oder Vorlesen von Geschichten einfach nur besonders **betonen**.

Können Sie nach längerem Zeitraum keine Fortschritte diesbezüglich feststellen, so können Sie bestimmte Farb- oder Formsymbole zur Unterstützung einsetzen.

Beispiel: ● roter Kreis   = der

■ grünes Quadrat = die

▲ gelbes Dreieck   = das

Diese Symbole werden dann zum Üben auf den Tisch gelegt und Gegenstände (oder auch Bilder mit einzelnen Gegenständen darauf) entsprechend zugeordnet. Wenn die Kinder lesen können, werden natürlich die entsprechenden Schriftkarten statt den Symbolen verwendet.

| Wenn das Kind nicht üben möchte: Was dann?

Wenn das Kind einfach nicht mit Ihnen spielen oder üben möchte: Dann lassen Sie Ihr Kind in Ruhe. Spielen Sie das, was Sie mit Ihrem Kind üben wollten, mit Geschwistern, mit dem Papa oder auch mit Puppe oder Teddy in der Nähe Ihres Kindes. Sicher wird Ihr Kind nach wenigen Minuten interessiert zuschauen und zuhören und wird dadurch behutsam an bestimmte Themen herangeführt. **Als Beobachter lernt es dabei mehr, als Sie vermuten!**

Das Spiel
Emotionale Anregungen im Spiel steigern nicht nur die Aufmerksamkeit des Kindes, sondern erleichtern auch das Abspeichern (Einprägen / Merken).

Provokatives Spiel – das Schaffen von unerwarteten Spielsituationen – (z.B. das bewusste Einbauen von Fehlern) fördert die Aufmerksamkeit und **erhält Spaß und Spannung.**

Das Spiel sollte in erster Linie immer Spiel bleiben. Die therapeutischen Hilfen sollten deshalb eine untergeordnete Rolle spielen, sonst gehen Freude und Spaß als wesentliche Faktoren des Spieles verloren.

| Zusammenfassung

Die sprachliche Entwicklung Ihres Kindes ist von sehr vielen Faktoren abhängig und wird durch viele Dinge wechselseitig in den entsprechenden Entwicklungsabschnitten mehr oder weniger intensiv beeinflusst.

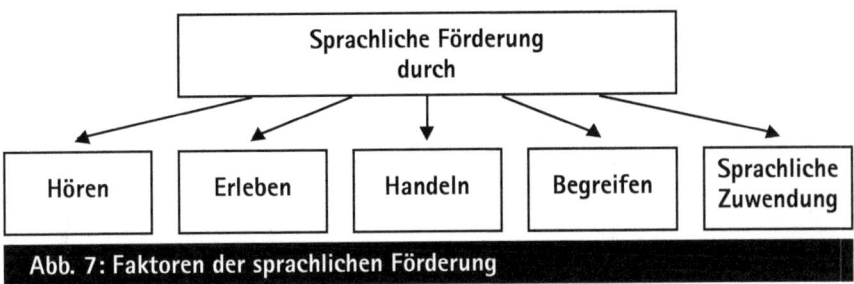

Abb. 7: Faktoren der sprachlichen Förderung

- Sprache sollte immer im **Dialog** erlebt werden. Das Kind braucht kommunikative Situationen!
- Das Kind lernt nicht nur „sprechen", sondern vor allem die Fähigkeit, sprachlich zu kommunizieren.
- Das Kind speichert nicht nur einzelne Wörter ab, sondern immer sprachliche Einheiten im situativen Kontext.
- Das Kind lernt durch Gespräche, auch seine Gedanken und Gefühle zu formulieren und sprachlich besser auszudrücken.
- Gemeinsames Handeln, gemeinsames Spielen und gemeinsames Anschauen von Bilderbüchern mit entsprechend sprachlicher Begleitung fördert ganz entscheidend die Sprachentwicklung Ihres Kindes!
- Klare Handlungen, klare Sprache, einfache Fragen ermöglichen dem Kind spontane Äußerungen.
- Beim Erlernen der Muttersprache ist es ähnlich wie beim Lernen einer Fremdsprache. Am besten lernt man sie, wenn man die Sprache immer hört und mit ihr lebt.

☺ **Mit LOB sollten Sie nie zu sparsam umgehen!**
Nicht nur bei den ersten Wörtern, sondern immer wieder ermutigt und motiviert ein lobendes Wort und regt dadurch Ihr Kind zum Sprechen an. Auch die Freude aller Bezugspersonen fördert die sprachlichen Äußerungen Ihres Kindes.

Berücksichtigen Sie stets auch das HÖRALTER Ihres Kindes!
Nicht das Lebensalter allein ist bei der Förderung zu beachten, sondern das so genannte Höralter, d.h. die Zeit, seitdem Ihr Kind mit dem CI hören kann, ist ausschlaggebend für die einzelnen Entwicklungsschritte!

Verdeutlichen Sie sich deshalb immer wieder, dass auch ein gut hörendes Kind erst nach ca. einem Jahr die ersten Worte spricht! Lassen Sie Ihrem Kind Zeit. Lassen Sie sich nach Möglichkeit nicht durch Vergleiche mit anderen Kindern unter Druck setzen. Auch hörende Kinder entwickeln sich sprachlich in sehr unterschiedlichen Zeiträumen.

Ich hoffe, dass ich Ihnen und Ihrem Kind mit allen Ratschlägen, Tipps und Spielideen Anregungen und Hilfen vermitteln konnte, sodass Sie bei der oft sehr langen und hin und wieder auch mühevollen Förderung der Hör-Sprachentwicklung immer wieder Spaß und Freude erleben können.

Sie als Eltern können durch Ihre Zuwendung, Liebe, Ausdauer und Geduld die Möglichkeit schaffen, dass auch Ihr Kind sich mit dem CI in Bezug auf das Hören und Sprechen optimal entwickeln kann.

| Anhang

■ Welche Fachleute können bei der Förderung helfen?

Sonderpädagog(inn)en für Hörgeschädigte:
        in CI-Zentren, Frühförderstellen, Kindergärten oder Schulen für Hörgeschädigte
Logopäd(inn)en: in CI-Zentren, HNO-Universitätskliniken oder freier Praxis
Heilpädagog(inn)en: in CI-Zentren und Frühförderstellen (z.B. Diakonie, Caritas)
Ergo- oder Physiotherapeut(inn)en: nur wenn erforderlich

■ Wer hilft bei technischen Defekten?

Techniker(innen) in CI-Zentren und in spezialisierten HNO-Universitätskliniken sowie spezialisierte Hörgeräteakustiker(innen)

Firma MED-EL: MED-EL Deutschland GmbH
        Tel.: 08151 / 77 03 30, E-Mail: service@medel.de
        Internet: www.medel.de
Firma Nucleus: KIND Hörgeräte – örtliche Fachgeschäfte
        Zentrale: Bereich Sonderversorgung
        Tel.: 051139 / 80 85 188 /-190, E-Mail: ciservice@kind.de
        Internet: www.cochlear.com
Firma CLARION: örtliche Hörgerätefachgeschäfte
        Zentrale: Bruckhoff Apparatebau GmbH
        Tel.: 0511 / 121 90 90,
        E-Mail: germany@advancebionics.com
        Internet: www.bionicear.com

■ Nützliche Adressen

Bundesgemeinschaft der Eltern und Freunde hörgeschädigter Kinder e.V.
Pirolkamp 18, 22397 Hamburg, Tel.: 040 / 607 03 44

CI-Selbsthilfegruppen in Deutschland
Koordination und Auskunft: Marlis Herzogenrath
Hohlsteinstr. 9, 57080 Siegen, Tel.: 02 71 / 35 46 65

Deutsche Cochlear Implant Gesellschaft e.V.
Geschäftsstelle: Berliner Allee 13, 89257 Illertissen,
Tel.: 0 73 03 / 39 55

Zeitschrift „Schnecke" (Leben mit CI und Hörgerät): Hanna Hermann
Rosenstr. 6, 89257 Illertissen, Tel.: 0 73 03 / 39 55
Internet: www.schnecke-ci.de

■ Literaturempfehlungen

Bundesgemeinschaft der Hörgeschädigten (1999): *Ratgeber für Eltern hörgeschädigter Kinder*

Diller, G. (1997): *Hören mit dem Cochlear-Implant*

Keßler, A. (2000): *Lukas oder: Unser Weg zum CI*

Koch, K.; Lakowski, J. (2004): Cochlea implantierte Kinder in der Ergotherapie – Handlungsempfehlungen für die ergotherapeutische Praxis

Leonhardt, A. (1997): *Cochlea Implantat bei Kindern und Jugendlichen*

Löwe, A.; Schmid, S. (1997): *Die kognitive Förderung hörgeschädigter Kinder*

Löwe, A.; Schmid, S. (1999): *Sprachfördernde Spiele für hörgeschädigte und* sprachentwicklungsgestörte Kinder

Reimann, B. (1993): *Im Dialog von Anfang an*

Schmid-Giovannini, S. (1986): *Ratschläge und Anleitungen für Eltern und Erzieher hörgeschädigter Kinder* (Heft 1-3)

Ein umfangreiches Literatur- und Ratgeberverzeichnis können Sie bei der Zeitschrift „Schnecke" bestellen: *Schnecke* gGmbH, Postfach 3032, 89253 Illertissen, Fax 07303/43998, E-Mail: schnecke@dcig.de

■ Geeignete Bilderbücher und Spiele – eine kleine Auswahl

Bilderbücher:
Zum Nachspielen geeignet: „Nimm mich mit" (Thomas Schleusing)
„Zilli, Billi und Willi" (Elizabeth Shaw)
„Die Schildkröte hat Geburtstag" (Elizabeth Shaw)
„Die Maus die hat Geburtstag heut" (Paul Maar)
„Drei kleine Mädchen" (Eva Johanna Rubin)
Zum Vorlesen für kleinere Kinder geeignet (emotional ansprechend):
„Max und das Auto" (Eva Eriksson)
„Max und die Lampe" (Eva Eriksson)
und weitere Bücher dieser Reihe im Oetinger Verlag

Märchen zum Erzählen und Spielen (Frank / Grziwotz – Sprachheilzentrum Ravensburg):
„Rotkäppchen"
„Schneewittchen und die sieben Zwerge"

Förderspiele: „*Ratzolino*" für kleinere Kinder
Haba/Habermaaß GmbH, www.haba.de
„*Ratz-Fatz*" für größere Kinder
Haba/Habermaaß GmbH, www.haba.de
„*Sprich genau – Hör genau*" (Ravensburger)
„*Kofferpacken*" (Ravensburger)
„*Kindermemory*" (Ravensburger)
„*Was passt dazu?*", Erika Bruhns (Piatnik-Verlag Wien)
„*Was wird das?*" (Berliner Spielkarten-Verlag)
miniLÜK Förderspiele „*Hörspaß*" (Westermann Lernspielverlag, 2003)
Detektiv Langohr (Computer und CD Spiele/Geräusche, Trialogo Verlag)